大型药学知识普及丛书

# 药，你用对了吗

## ——呼吸系统疾病用药

总主编　许杜娟

主　编　严安定　祝　杨

U0247461

科 学 出 版 社

北 京

# 内 容 简 介

本书主要介绍呼吸系统常见疾病，共论述急性上呼吸道感染、急性气管支气管炎、慢性咳嗽等 10 种疾病。主要从疾病概述、药物治疗、用药常见问题解析等方面详细阐述了呼吸系统的常见疾病，旨在促进合理用药，保障患者用药安全。书中采用用药案例与用药常见问答相结合的形式，在保证科学性的基础上，从普通百姓的需求出发，以尽量通俗的语言讲解如何正确使用药物防治呼吸系统常见疾病的科学知识。

本书作为一本科普性读物，旨在使普通老百姓（有或无医学背景）能通过阅读本书，获取呼吸系统常见疾病安全用药的相关知识，做到安全、合理、有效用药，早日恢复健康。

## 图书在版编目（CIP）数据

药，你用对了吗. 呼吸系统疾病用药 / 严安定，祝杨主编. —北京：科学出版社，2018.10

（大型药学知识普及丛书 / 许杜娟总主编）

ISBN 978-7-03-059051-0

Ⅰ. ①药… Ⅱ. ①严… ②祝… Ⅲ. ①呼吸系统疾病—用药法 Ⅳ. ①R452

中国版本图书馆 CIP 数据核字（2018）第 228806 号

责任编辑：闵 捷 周 倩 / 责任校对：樊雅琼
责任印制：黄晓鸣 / 封面设计：殷 靓

科 学 出 版 社 出版
北京东黄城根北街 16 号
邮政编码：100717
http://www.sciencep.com
江苏省句容市排印厂印刷
科学出版社发行 各地新华书店经销

\*

2018 年 10 月第 一 版 开本：A5（890 × 1240）
2018 年 10 月第一次印刷 印张：4 3/4
字数：108 472

定价：30.00 元
（如有印装质量问题，我社负责调换）

# 《药，你用对了吗——呼吸系统疾病用药》
# 编辑委员会

## 主 编

严安定　祝　杨

## 副主编

王小华　彭加兵　樊宗兵

## 编 委

（以姓氏笔画为序）

于　涛　王小华　王雪彤　孙　凯　严安定

汪龙生　张　凤　陈昆鹏　祝　杨　彭加兵

谢付啟　樊宗兵

# 写给读者的话

亲爱的读者：

您好！感谢您从浩瀚的图书中选择了"大型药学知识普及丛书"。

每个人可能都有用药的经历，用药时可能会有疑惑，这药是否能治好我的病？不良反应严重吗？饭前吃还是饭后吃？用药后应该注意些什么？当然您可以问医生，但医生太忙，不一定有时间及时帮您解答；您也可以看说明书，可说明书专业术语多，太晦涩，不太好懂。怎么办？于是我们组织多家三甲医院的临床药师及医生共同编写了本丛书，与您谈谈用药的问题。

药品是指用于预防、治疗、诊断人的疾病，有目的地调节人的生理功能并规定有适应证或者功能主治、用法和用量的物质。但药品具有两重性，其作用是一分为二的，用药之后既可产生防治疾病的有益作用，亦会产生与防治疾病无关甚至对机体有毒性的作用，即通常所说的"是药三分毒"。因此，如何合理地使用药品，从而发挥良好的治疗作用，避免潜在的毒副反应，是所有服用药品的患者所关心的问题，也是撰写本丛书的出发点。

本丛书选择了临床上需要通过长期药物治疗的常见病、多发病，首先对疾病的症状、病因、发病机制作简要的概述，让您对疾病有基本的了解；其次介绍了治疗该疾病的常用药物，各种药物的药理作用、临床应用、不良反应；最后我们根据多年临床经验及患者用药问题的调研对患者用药过程中存在的疑惑，以问答的形式解惑答疑。此外，文中还列举了临床上发生的典型案例，说明正确使用药品的重要性。

　　本丛书涵盖的疾病用药知识全面系统，且通俗易懂。广大患者可以从本丛书中找到自己用药疑问的答案。本丛书对于药师来说，也是一本很有价值的参考书。

许杜娟

2018 年 6 月 6 日

# 如何阅读本书

在撰写本书时，笔者更关注疾病的用药安全和合理用药，而非疾病本身的发病机制和诊断，但是考虑到对疾病介绍的完整性，简单地描述了呼吸系统常见疾病的基础知识。本书共介绍了呼吸系统常见的10个病种，主要从疾病概述、药物治疗、特殊人群用药指导、用药案例解析、用药常见问题解析等方面进行了系统阐述。

广大读者应当从呼吸系统疾病主要治疗药品的适应证、禁忌证、不良反应、服用时间、储存条件、特殊人群用药指导入手阅读本书，并可参照患者用药过程中的常见问题解析，解答自身关于呼吸系统用药的相关问题，从而学会如何安全、合理使用药物，在医生或药师的指导下进行自我药疗，配合医护人员接受规范化治疗，早日恢复健康，提高自身的健康水平和生存质量。

严安定 祝 杨

# 目　录

## 疾病三   慢 性 咳 嗽

## 疾病四   慢性阻塞性肺疾病

# 疾病五　支气管扩张

# 疾病六　肺　　炎

# 疾病九　肺　栓　塞

# 疾病十　慢性肺源性心脏病

# 疾病一　急性上呼吸道感染

---

## 疾病概述

### 概述

　　急性上呼吸道感染（acute upper respiratory infection）简称上感，占急性呼吸道疾病的一半以上，是鼻腔、咽部或喉部急性炎症的总称。广义的上感是普通感冒，病毒性咽炎、喉炎，细菌性咽-扁桃体炎等一组疾病的总称。狭义的上感又称普通感冒，是最常见的急性呼吸道感染性疾病。数据显示，成人每年发病 3 次左右，儿童发病频繁，每年 7 次左右。四季均可发病，冬春季最多。但通常病情较轻、病程短，多呈自限性，预后良好，但发生率较高，不仅影响生活和工作，有时还伴有严重并发症，并有一定传染性，且鼻腔感染出现并发症时易波及邻近器官，有时鼻腔感染原发病控制好之后又会继发其他邻近部位的感染，故要早期预防、早期诊断、早期治疗。

### 发病原因

　　上感大部分由病毒感染引起。常见病毒包括鼻病毒、流感和副流感病毒、冠状病毒、腺病毒等。另有小部分的上感由细菌引起。首次感染可于病毒性上感之后见细菌感染，主要致病菌是溶血性链球菌，其次是流感嗜血杆菌、肺炎球菌、葡萄球菌等。老年人、小孩等体弱者，患有慢性呼吸道疾病者容易感染，且各种原因导致的全身免疫功能低下，或者呼吸道功能降低如着凉、淋雨、气候剧变、过于疲劳等诱因，也可使已经存在于上呼吸道的或从外界侵入的病毒或细菌快速繁殖；其他如直接接触携带病原体的患者，或接触含有病原体的患者喷嚏、空气及污染的手和用具等可导致该疾病的发生。

## 🍎 临床表现

根据病因和病变范围的不同，临床表现可有不同的类型：

1. 普通感冒　俗称"伤风"，又称急性鼻炎，多由鼻病毒引起，其次为冠状病毒、副流感病毒等。起病较急，潜伏期1～3天，时间长短因病毒而异。表现为鼻部症状，如喷嚏、鼻塞、鼻痒、流清水样或脓性鼻涕，也可表现为咳嗽、咽干、咽痒或灼热感。2～3天后鼻涕变稠，擤不出，或伴咽痛、咳嗽并流泪、味觉功能减退、呼吸不畅、声嘶，有时鼻部症状之后继发上感，咳嗽伴咽痛且肺部不适等。一般无发热及全身症状，或仅有轻度畏寒、不适、头痛。查体可见鼻腔黏膜充血、水肿、有分泌物，咽部轻度充血肿大。并发咽鼓管炎时可有听力减退等症状。

2. 急性病毒性咽炎、喉炎-气管炎

（1）急性病毒性咽炎是病毒引起的咽部急性感染，起病较急，常见致病病毒为疱疹病毒，另有鼻病毒、腺病毒等。查体咽部可见明显水肿，颌下淋巴结肿大，有触痛感，临床特征为咽部上皮细胞水肿、膨胀，咽部发痒或灼热感，咳嗽较少，无明显咽痛。有链球菌感染时可见吞咽疼痛。发热或乏力多见于流感病毒和腺病毒感染时。腺病毒咽炎可伴有眼结膜炎。

（2）急性病毒性喉炎-气管炎多由甲型流感病毒、腺病毒、副流感病毒等引起。临床特征为声音嘶哑、发声困难、咳嗽伴疼痛、时有咳嗽、发热、咽痛等。查体可见淋巴结轻度肿大伴触痛感、喉部水肿、充血，有时可闻及喉部喘鸣音。

3. 急性疱疹性咽峡炎　　可直接经呼吸道或粪-口途径传播，传染性强，多发于夏季，多见于儿童，常由柯萨奇病毒 A 引起。表现为明显咽痛、发热，多呈自限性，一般 4～7 天转好，因柯萨奇病毒种类多样，同一患儿可多次重复发生本病，偶见于成年人。查体可见咽充血、咽部或扁桃体表面有灰色疱疹，有时伴有浅表溃疡，外周偶有红晕，可渐变为疱疹，但不会累及周围组织，如齿龈及颊黏膜等。

4. 咽结膜热　　主要由腺病毒引起。临床表现有全身乏力、发热、咽痛、畏光、自觉流泪、眼红，查体可见咽及结膜明显充血、眼部结膜炎、耳部淋巴结肿大，眼部病程 4～6 天，常发生于夏季，儿童或游泳者多见，且容易传播。其传染性较强，无特效药，一般给予支持治疗，合并其他症状可对症治疗。

5. 细菌性咽-扁桃体炎　　致病菌主要是溶血性链球菌，其次为流感嗜血杆菌、肺炎球菌、葡萄球菌等。细菌性咽-扁桃体炎是由于细菌或其分泌物累积于扁桃体所致。该病起病急，有明显咽痛、畏寒、发热（体温可达 39℃以上）等症状。儿童和青少年易感染且易反复发作，查体可见咽部明显充血，扁桃体肿大，表面有黄色脓性点状分泌物，颌下淋巴结肿大、压痛，血常规可见白细胞、中性粒细胞增多，肺部无异常体征。但容易诱发其他疾病。

### 治疗选择

1. 对症治疗　　病重或年老体弱患者应多休息，保持室内空气流通，急性咳嗽、鼻塞、鼻部充血或咽干的患者可予伪麻黄碱治疗，也可局部滴鼻，发热、头痛、乏力患者可加用解热镇痛类药物，如阿司匹林、对乙酰氨基酚（扑热息痛）、布洛芬等。如频繁打喷嚏、流鼻涕可选抗组胺药氯苯那敏对症治疗。小儿感冒禁用阿司匹林，以防 Reye 综合征。

2. 病因治疗　　普通感冒一般是病毒感染，不需要使用抗生素。有白细胞升高、咳黄痰、发热、流脓涕等细菌感染证据时，可根据经验或当地流行病学特点选用抗菌药物，如口服青霉素、喹诺酮类药物、头孢菌素、大环内酯类药物。因多数感冒均为病毒感染，有一定自限性，所以对于无症状如无发热、发病不超过 2 天、免疫功能正常的患者无须应用抗病毒药物。如确需使用，可用利巴韦林和奥司他韦等抗病毒谱较广的药物，可缩短病程。

3. 中医中药治疗　　可辨证给予清热解毒或辛温解表和有抗病毒作用的中药，有助于改善症状，缓解病情，缩短病程。

### 预后

急性上呼吸道感染的发病率高，传染性强，但预后良好，有自限性，一般 5～7 天即可痊愈。少数可继发肺炎、急性肾炎、风湿热、心肌炎、心包炎（急性）等。

# 药 物 治 疗

## 🍎 治疗目标

急性上呼吸道感染多由病毒感染引起，主要治疗目标是控制疾病症状，减轻并发症，防止病毒传染扩散，避免继发细菌感染，缩短病程，从而达到良好的预后效果，提高生活质量。

## 🍎 常用治疗药物

常用治疗药物见表1。

## 🍎 联合用药注意事项

（1）上感主要为病毒感染，以对症治疗为主，一般不需联合应用抗菌药物，因尚无特殊抗病毒药物，可选用含有解热镇痛及减少鼻咽充血和分泌物的抗感冒复合剂，如对乙酰氨基酚、双酚伪麻片等。

（2）在病毒性上感后有继发细菌感染的可能，可根据细菌感染时的症状表现选用合适的抗菌药物，常见的有青霉素、氟喹诺酮类、头孢菌素、大环内酯类等，单用一种即可，不需要多种抗菌药物联合应用；若疗效不明显，可根据药敏试验选用特定抗菌药物。

（3）大环内酯类与喹诺酮类、头孢菌素类与大环内酯类理论上不联合应用。β-内酰胺类抗生素不能与重金属合用，尤其是铜、锌、汞。头孢类药物与肾毒性药物（氨基糖苷类、强效利尿剂）

表1　急性上呼吸道感染常用治疗药物

| 常用药物 | 适应证 | 禁忌证 | 服药时间 | 不良反应 | 储存条件 |
|---|---|---|---|---|---|
| 对乙酰氨基酚 | ①用于普通感冒或流行性感冒引起的发热，如头痛、偏头痛、关节痛、牙痛、肌肉痛、神经痛、痛经；②也可用于缓解轻至中度疼痛 | ①应避免与抗人类免疫缺陷病毒（HIV）药物齐夫定同时使用；②阿司匹林及应用时会增加病毒排出量，而改善症状作用轻微，不予推荐 | 宜餐后服用 | ①偶见白细胞减少症、正铁血红蛋白症和血小板减少症；②厌食、恶心、呕吐、皮疹等其他过敏反应 | 密封保存 |
| 布洛芬 | ①用于缓解轻至中度疼痛，如头痛、关节痛、偏头痛、牙痛、肌肉痛、痛经；②也可用于感冒或流行性感冒引起的发热 | 对本品过敏者禁用，本品性状发生改变时禁用 | 宜餐后服用 | ①少数患者可出现恶心、呕吐、胃烧灼感或轻度消化不良、胃肠道溃疡及出血、转氨酶升高、头痛、耳鸣、视物模糊、精神紧张、嗜睡、下肢水肿或体重骤增；②罕见皮疹、过敏性肾炎、膀胱炎、肾病综合征、肾乳头坏死或肾衰竭、支气管痉挛 | 密封保存 |
| 马来酸氯苯那敏 | ①适用于皮肤过敏症：荨麻疹、湿疹、皮炎、药疹、皮肤瘙痒症、神经性皮炎、虫咬症、日光性皮炎；②也可用于过敏性鼻炎、血管舒缩性鼻炎、药物及食物过敏 | 尚不明确 | 宜餐后服用 | 主要不良反应为嗜睡、口渴、多尿、困倦、虚弱感、心悸、皮肤瘀斑、出血倾向 | 遮光，密封保存 |
| 利巴韦林 | ①适用于呼吸道合胞病毒肺炎；②甲型、乙型流感和副流感病毒感染；③流行性出血热；④单纯疱疹、麻疹、水痘、带状疱疹等 | ①孕妇禁用，对本品过敏者禁用；②连用不超过7日；③有严重贫血、肝功能异常者慎用；④长期或大量用药对肝功能、血象有不良影响 | 遵医嘱 | ①常见的不良反应有贫血、乏力等，停药后消失；②较少见的不良反应有疲倦、头痛、失眠、食欲减退、恶心、呕吐等，并可致红细胞及血红蛋白下降 | 密闭储存 |

（续表）

| 常用药物 | 适应证 | 禁忌证 | 服药时间 | 不良反应 | 储存条件 |
|---|---|---|---|---|---|
| 磷酸奥司他韦 | 用于成人和1岁及以上儿童的甲型和乙型流感治疗（磷酸奥司他韦对甲型和乙型流感、能够有效治疗甲型和乙型流感，但是乙型流感的临床应用数据尚不多） | 对本品的任何成分过敏者禁用 | 可以与食物同服或分开服用 | 发生率最高的是恶心和呕吐、支气管炎、失眠和头晕 | 密封保存 |
| 氢溴酸右美沙芬 | 用于干咳，包括上呼吸道感染（如感冒和咽炎）、支气管炎等引起的咳嗽 | 妊娠3个月内妇女、有精神病史者及哺乳期妇女禁用。服用单胺氧化酶抑制剂停药不满两周的患者禁用 | 口服，胃肠道功能良好者，一般可以在饭前半小时服用 | ①可见头晕、头痛、嗜睡、易激动、嗳气、食欲缺乏、便秘、恶心、皮肤过敏等，但不影响疗效，停药后上述反应可自行消失；②过量可引起神志不清、支气管痉挛、呼吸抑制 | 遮光，密闭保存 |
| 氨溴索 | ①适用于伴有黏液分泌不正常及排痰功能不良的急性、慢性肺部疾病，如慢性支气管炎急性加重、喘息型支气管炎及支气管哮喘的祛痰治疗；②手术后肺部并发症的预防性治疗；③早产儿及新生儿的婴儿呼吸窘迫综合征（IRDS） | 已知对盐酸氨溴索或其他成分过敏者不宜使用 | 遵医嘱 | 本品通常能很好耐受。①轻微的上消化道不良反应曾有报道，主要为胃部灼热、消化不良和偶尔出现的恶心、呕吐等；②过敏反应极少出现，主要为皮疹；③极少病例报道出现严重的急性过敏性反应，但其与盐酸氨溴索的相关性尚不明确 | 保存于30℃以下环境 |
| 头孢丙烯 | 用于敏感菌所致的下列轻、中度感染：上呼吸道感染化脓性链球菌咽炎和扁桃体炎 | 禁用于对头孢菌素类过敏患者 | 餐前餐后均可 | 头孢丙烯的不良反应与其他口服头孢菌素相似。主要为：①胃肠道反应，如腹泻、恶心、呕吐和腹痛等；②过敏反应，常见为皮疹、荨麻疹；③儿童发生过敏反应较成人多见，多在开始治疗后几天内出现，停后后几天内消失 | 遮光、密封，在阴凉（不超过20℃）干燥处保存 |

（续表）

| 常用药物 | 适应证 | 禁忌证 | 服药时间 | 不良反应 | 储存条件 |
|---|---|---|---|---|---|
| 盐酸左氧氟沙星 | 本品适用于敏感细菌所引起的下列中、重度感染：①呼吸系统感染，急性支气管炎、慢性支气管炎急性发作，弥漫性细支气管炎，支气管扩张合并感染，肺炎，扁桃体炎（扁桃体周脓肿）；②泌尿系统感染，肾盂肾炎、复杂性尿路感染 | 对喹诺酮类药物过敏者，妊娠及哺乳期妇女，18岁以下患者禁用 | 遵医嘱 | ①用药期间可能出现恶心、呕吐、腹泻、腹痛、食欲缺乏、腹胀等消化道症状；②失眠、头晕、头痛等神经系统症状；③皮疹、瘙痒、红斑及注射部位发红、发痒或静脉炎等症状 | 遮光、室温密闭保存 |
| 罗红霉素 | ①本品适用于化脓性链球菌引起的咽炎及扁桃体炎、敏感菌所致的鼻窦炎、中耳炎；②急性支气管炎、慢性支气管炎急性发作，肺炎支原体或肺炎衣原体所致的肺炎；③沙眼衣原体引起的尿道炎和宫颈炎 | 对本品、红霉素或其他大环内酯类药物过敏者禁用 | 空腹口服 | 主要不良反应为：①腹痛、腹泻、恶心、呕吐等胃肠道反应，但发生率明显低于红霉素；②瘙痒、头昏、头痛、肝功能异常［谷丙转氨酶（ALT）与谷草转氨酶（AST）升高］、外周血细胞下降等 | 密封，在干燥处保存（10～30℃） |
| 阿奇霉素 | ①本品适用于肺炎、支气管炎等下呼吸道感染；②皮肤和软组织感染；③急性中耳炎；④鼻窦炎、咽炎、扁桃体炎等上呼吸道感染，可有效清除口咽部链球菌 | 对大环内酯类药物过敏者禁用、有使用阿奇霉素后出现胆汁淤积性黄疸、肝功能不全病史者禁用 | 宜饭后服用 | 本品耐受性良好，不良反应发生率较低，主要是胃肠道异常，表现为恶心、呕吐，也可见血液和淋巴系统异常 | 密封，在干燥处保存 |

合用加重肾损害，肾功能不全者需注意。头孢类药物与乙醇可能发生双硫仑样反应，在使用此药期间应忌酒。双硫仑样反应又称双硫醒样反应或酒醉貌反应，系指双硫仑抑制乙醛脱氢酶，阻挠乙醇的正常代谢，致使饮用少量乙醇也可引起乙醛中毒反应。该反应会出现头晕、头痛、恶心、呕吐、心慌、乏力，重症患者会出现喉痉挛、呼吸抑制、心力衰竭甚至死亡。

（4）中西药同用无明显禁忌，可有效改善症状，缩短病程。

### 🍂 特殊人群用药指导

1. 儿童用药指导　　小儿的机体组成和生理功能与成人有很大区别，因此小儿用药时应特别谨慎。应严格掌握药品适应证，选择疗效确切、不良反应小的药物，有些药物如四环素类和大环内酯类对未发育成熟的小儿骨骼和牙齿有影响，不宜服用。注意牛奶、果汁等食物对药物的影响，且严格掌握药品剂量，根据小儿体重计算药品所需治疗量。

2. 老年人用药指导　　老年人一般体弱多病，且生理功能减退，器官、组织萎缩，易发生感染性疾病并且在治疗过程中不良反应的发生率也高于中、青年人，故应按老年人的特点拟订给药方案。由于胃黏膜萎缩、胃酸分泌减少、胃液 pH 增高、黏膜表面具有吸收功能的细胞减少等，可影响口服药物在老年人中的吸收。老年人肌内注射药物的吸收也减少，与老年患者体力活动减少及局部血流量减少有关。老年人的血浆中蛋白质相对较少，肾功能也逐渐退化，以致青年人正常剂量用在老年人身上时出现药物血药浓度增高、药物半衰期延长等现象。因此，老年人在用毒性较大的抗菌药物时应减小用量，并根据肾功能予以个体化调整，如能定期监测血药浓度的血峰、谷浓度则更为妥当。伴有高血压、心脏病、糖尿病、甲状腺疾病、青光眼、前列腺肥大引起排尿困难的患者不宜用含有右美沙芬、盐酸伪麻黄碱、对乙酰氨基酚等成分的抗感冒药物，因其可导致疾病症状加重。

3. 孕妇及哺乳期妇女用药指导　　妊娠期体液增多，血容量增大，血流加快，肾血流量增加，肌酐清除率、肾小球滤过率也增加，可加快通过肾清除的氨基糖苷类及大多数 β-内酰胺类药物的清除。因此孕妇的抗菌药物剂量应高于一般剂量。且由于妊娠期肝负荷的增加，致肝易受到药物的损伤，应该避免使用四环素类、红霉素酯化物等抗菌药物，同时避免应用氟喹诺酮类、复方新诺明等。在妊娠期可应用 β-内酰胺类（包括青霉素类、头孢菌素类等），除酯化物外的大环内酯类等。哺乳期妇女及孕妇应慎用或禁用抗感冒药。

4. 肝肾功能异常患者用药指导

（1）抗生素在肝功能减退时的应用：①青霉素、左氧氟沙星等药物在肝功能减退时不需调整剂量。②由于妊娠期肝负荷增加，因此主要经肝代谢或清除的药物，如红霉素酯化物、磺胺类药物等应避免使用。③经肝肾途径清除的药物，在肾功能减退时药物的血药浓度升高，这种情况也应减量。属于此类药物的有美洛西林、头孢唑啉等。④主要经肝清除的药物，肝功能不全或患有肝病者，虽清除减少，但无明显的毒副作用，酌量减轻剂量后仍可应用。属于此类药物的有大环内酯类（酯化物除外）、林可霉素、克林霉素等。

（2）抗生素在肾功能减退时的应用：①维持原剂量者，包括主要由肝代谢及肝胆系统排泄的抗生素，如大环内酯类、克林霉素等。②在肾功能轻度减退的情况下维持原剂量，但在中重度减退时需减量使用，如青霉素类中的氨苄西林、阿莫西林等。③剂量需适当调整者，这些药物虽经肾排泄，肾功能减退时药物对肾脏无明显毒性或仅呈轻度毒性，但可在体内积聚，到达一定量时会对某些系统（中枢神经系）造成损害，如引起青霉素脑病和电解质平衡失调等。青霉素、氧氟沙星等属于此类药物。

5. 有下列情况者应慎用抗感冒药物　　咳嗽或其他症状在服药后 1 周内未改善，甚至加重或复发者；伴随发热、皮疹、红肿或持续头痛者；发热超过 3 天的患者；夜用片服药期间因可引起头昏、头胀、嗜睡、困倦，高空作业者、操纵机器者、驾车者禁用。用药期间应禁止饮酒及服用镇静药，因其会加重嗜睡症状。用于解热时服用 3 天，止痛时服用 5 天，仍不见症状缓解或消失，应向医生咨询。

### 🍷 用药案例解析

**案·例·1**

> **病史**：患者，男，76 岁，退休职工，由于患冠心病长期服用硝酸异山梨酯（消心痛），一周前患者因感冒到诊所就诊，医生予新康泰克，第二天患者感到症状缓解不理想又加服感康（含氯苯那敏），第三天感冒症状明显缓解，但出现排尿困难，紧急送医院急诊科导尿管导尿。
>
> **解析**：心血管药物中扩血管药可致前列腺充血，使前列腺严重肥大，患者使用含有伪麻黄碱和氯苯那敏的药物加重排尿困难。前列腺肥大患者不建议使用此药物。

**案 例 2**

**病史：**患儿，女，临床诊断为上感，过敏试验：无。给予注射用头孢唑肟钠（规格：1克/瓶），用生理盐水溶解，2克，1天1次静脉滴注，口服清开灵颗粒（规格3克/袋）半袋，1天3次。

**解析：**①新生儿、婴幼儿处方未写明日、月龄，药师无法知道患儿年龄，难以判断用药剂量。②多数上感是由鼻病毒、流感病毒、副流感病毒、腺病毒、冠状病毒等所致，疾病有一定的自限性，一般不需使用抗菌药物。但少数患者可能是细菌感染或者在病毒感染的基础上继发了细菌性感染，此时要使用抗菌药物治疗，可选择针对溶血性链球菌的抗菌药物。该患者选择头孢三代的头孢唑肟不妥。③头孢唑肟至少应1天2次给药，该患者1天1次给药不适宜。

**温 馨 提 示**

（1）患者应在医师或药师指导下调整药物治疗方案，不得随意减量或停药。

（2）患者在使用抗生素时，应当避免饮酒。

## 用 药 常 见 问 题 解 析

**Q1** 口服抗生素可能出现身体不适，应该怎么办？

**答：** 口服抗生素过程中可能出现上腹部不适、恶心、头晕等不良反应，如症状较轻，应尽量依从治疗，一般停药后症状会缓解；若不良反应明显，可立即停药，一般可缓解。口服抗感冒药过程中，若超过剂量用药，可出现头晕、失眠或神经质症状。少数患者可出现皮疹、倦怠等反应，反应不明显可不理会。口服抗感冒药过程中，少数患者可能出现白细胞总数及中性粒细胞数下降，一般停药后可恢复正常，极少数患者出现白细胞减少症和中性粒细胞缺乏症，应高度重视，立即到医院进行救治。

**Q2** 为什么上感患者白细胞不高时也要服用抗菌药物？

**答：** 引起上感的病原体很多，最常见的是病毒，其次是细菌，还有支原体、衣原体、军团菌等，与细菌感染不同，病毒感染往往白细胞总数正常，而淋巴细胞比例明显升高。细菌感染者一般白细胞都会升高，但部分老年患者或免疫力低下的患者，因体质差，机体对感染的反应性差，即使细菌感染白细胞水平也可能不高，此外，部分支原体、军团菌感染的患者，白细胞水平也不高。

谢付启　祝　杨

# 疾病二　急性气管支气管炎

## 疾 病 概 述

### 概述

急性气管支气管炎（acute tracheo-bronchitis）是由多种因素（如病毒或细菌感染，物理、化学刺激或过敏反应等）引起的一种自限性的气管-支气管黏膜的急性炎症。主要临床症状为咳嗽、咳痰，常在寒冷或气候突变时节发生，也可能因上呼吸道感染长期不愈导致。发生急性气管支气管炎时，气管和支气管大多同时伴发炎症，其病理与症状可与肺炎相似，但门诊急性气管支气管炎患者病例数比肺炎患者多20倍。

### 发病原因

1. 微生物　感染主要为上感，病原为病毒、肺炎支原体或细菌，或为其混合感染。大多数患者在发病初期有病毒感染，病毒感染中以流感、副流感病毒，腺病毒，柯萨奇病毒，冠状病毒和鼻病毒多见，肺炎支原体亦不少见，在病毒感染的基础上，致病性细菌可引起继发感染，较常见的细菌有肺炎球菌、流感嗜血杆菌或百日咳杆菌。

2. **其他因素**　环境污染、冷空气、刺激性气体、粉尘、花粉或动物毛皮等吸入均可刺激支气管黏膜引发急性炎症。

## 临床表现

病程初期常有上呼吸道感染的症状，如咽痛、声音嘶哑、鼻塞、流涕等。发病较急，全身症状较轻，可有低热、乏力、畏寒等。咳嗽是急性支气管炎的主要表现，开始为刺激性干咳伴少量黏液痰，2～3天后咳嗽加剧，痰液转为脓性痰，咳嗽可为阵发性或持续性，剧咳时可伴恶心、呕吐及胸痛。咳嗽可持续2～3周。晨起或夜间咳嗽常较为明显。急性气管支气管炎具有自限性，4～5天内全身症状可消退，但咳嗽、咳痰可延长至数周。

## 治疗选择

1. **一般治疗**　多休息，多饮水，避免劳累。平时注重锻炼身体，增强体质，防治感冒，是预防本病的有效措施。亦应注意避免粉尘、刺激性气体、环境刺激物等有害刺激物的刺激，以及花粉等变应原的吸入。

2. **抗感染治疗**　仅在有细菌感染证据时使用。如青霉素每次2.5万～5万单位肌内注射，每天2次；严重时可静脉滴注，每次5万～10万单位/千克，每天2～3次。也可口服或静脉滴注头孢菌素类抗生素，其抗菌谱较广。考虑为肺炎支原体感染时，应予以大环内酯类抗生素，常用阿奇霉素4～8毫克/（千克·天），静脉滴注3～5天。

3. **对症治疗**　咳嗽用镇咳药，咳痰可用祛痰药或止咳祛痰药，发热可用解热镇痛药对症治疗。

## 🌸 预后

大部分患者预后较好，少数身体较弱的患者可能长期不愈，应当引起足够的重视。

—————————— 药 物 治 疗 ——————————

## 🌸 治疗目标

急性气管支气管炎一般为细菌或病毒感染引起，主要是抗菌、抗病毒治疗，消灭病原体是重点，另外也要注意保持个人卫生，适当增加体育锻炼，从而减轻症状并改善机体的功能。

## 🌸 常用治疗药物

急性气管支气管炎常用治疗药物见表2。

## 🌸 联合用药注意事项

氢溴酸右美沙芬糖浆不得与抗精神抑郁药并用；不宜与乙醇及其他中枢神经系统抑制药物并用，因可增强对中枢的抑制作用；如正在服用其他药品，使用本品前请向医师或药师咨询。

小儿化痰止咳糖浆不应与帕吉林等单胺氧化酶抑制剂合用；不应与磺胺嘧啶、呋喃妥因同用；不应与洋地黄类药物同用；如与其他药物同时使用可能会发生药物相互作用，详情请咨询医师或药师。

盐酸氨溴索与抗生素（阿莫西林、头孢呋辛、红霉素、强力霉素）同时使用，可导致抗生素在肺组织浓度升高。

表2　急性气管支气管炎常用治疗药物

| 常用药物 | 适应证 | 禁忌证 | 用法用量 | 不良反应 | 储存条件 |
| --- | --- | --- | --- | --- | --- |
| 枸橼酸喷托维林片（咳必清） | 用于各种原因引起的干咳 | 尚不明确 | 口服，成人：1次1片，1天3~4次；儿童：5岁以上儿童1次0.5片，1天2~3次 | 偶有便秘、轻度头痛、头晕、嗜睡、口干、恶心、腹胀、皮肤过敏等反应 | 密封，在干燥处保存 |
| 磷酸可待因糖浆 | ①镇咳。用于较剧烈的频繁干咳，如痰液量较多宜合用祛痰药；②镇痛；③镇静，用于中度以上的疼痛或全麻局麻立全麻者 | 对本品过敏者禁用，新生儿、婴儿禁用 | 口服，小儿常用量：镇痛，口服一次按体重0.5~1毫克/千克（0.1~0.2毫升/千克），一天3次。镇咳用量为上述的1/3~1/2 | 较多见的不良反应：①心理变态或幻想；②呼吸微弱、缓慢或不规则；③心率或快或慢，异常。少见的不良反应：①惊厥、耳鸣、震颤或不能自控的肌肉运动等；②荨麻疹、瘙痒，皮疹等过敏反应；③精神抑郁和肌肉强直等长期应用可起依赖性 | 避光，密封，置阴凉处（不超过20℃）保存 |
| 小儿肺咳颗粒 | 健脾益肺，止咳平喘。用于肺脾不足，痰湿内蕴所致咳嗽或咳多稠黄、咳吐不爽、气短喘促、动辄汗出、食少纳呆、周身乏力、舌红苔厚；小儿支气管炎见以上证候者 | 高热咳喘慎用 | 开水冲服，1岁以下每次2克；1~4岁每次3克；5~8岁每次6克；1天3次 | 尚不明确 | 密封 |
| 小儿化痰止咳糖浆 | 祛痰止咳。用于小儿支气管炎所致的咳嗽、咳痰 | 高血压、动脉硬化、心绞痛、甲状腺功能亢进等患者禁用 | 口服，1~2岁2~3毫升，2~5岁每次3~5毫升，6~10岁每次5~10毫升，1天3~4次 | 恶心、呕吐 | 密封，置阴凉处（不超过20℃）保存 |

（续表）

| 常用药物 | 适应证 | 禁忌证 | 用法用量 | 不良反应 | 储存条件 |
|---|---|---|---|---|---|
| 盐酸溴己新片(咳必平) | 适用于痰多不易咳出者 | 尚不明确 | 口服：成人，1次1~2片，1天3次 | 偶有恶心、胃部不适。可能使血清转氨酶暂时升高 | 密封保存 |
| 氨茶碱 | 有支气管痉挛或气道反应性高的急性支气管炎患者可选和未经控制的惊厥性疾病患者禁用 | 对本品过敏的患者，活动性消化道溃疡和未经控制的惊厥性疾病患者禁用 | 静脉注射：成人常用量，1天0.5~1克；小儿常用量，一次按体重2~4毫克/千克 | 茶碱的毒性常出现在血清浓度为15~20微克/毫升时，特别是在治疗早期阶段，多见的有恶心、呕吐、易激动、失眠等。当血清浓度超过20微克/毫升时，可出现心动过速、心律失常，血清中茶碱超过40微克/毫升，可发生发热、失水、惊厥等症状，严重的甚至呼吸、心搏停止 | 遮光、密封保存 |
| 头孢拉定胶囊 | 适用于敏感菌所致的急性咽炎、扁桃体炎、中耳炎、支气管炎和肺炎等呼吸道感染、泌尿生殖道感染及皮肤软组织感染等。本品为口服制剂，不宜用于严重感染 | 对头孢菌素类过敏者及有青霉素过敏性休克或即刻反应史者禁用本品 | 口服，成人一次0.25~0.5克（即1~2粒），每6小时一次。儿童按体重1天25~50毫克/千克 | 本品不良反应较轻。①恶心、腹泻，上腹部不适等胃肠道反应较为常见；②皮疹、假膜性小肠结肠炎、嗜酸粒细胞增多，直接Coombs试验阳性反应，周围血象白细胞及中性粒细胞减少等；③少数患者可出现暂时性血尿素氮升高、血清转氨酶、血清碱性磷酸酶、胆红素、尿酸酶、碱性磷酸酶升高。长期应用可能导致菌群失调，继发缺乏或二重感染。偶见明显念珠菌病。极少出现精神异常、听力减退、迟发型变态反应、过敏性休克、排尿困难、药物性溶血、心律失常等罕见不良反应 | 密封，在阴凉干燥处保存 |

（续表）

| 常用药物 | 适应证 | 禁忌证 | 用法用量 | 不良反应 | 储存条件 |
|---|---|---|---|---|---|
| 头孢克洛颗粒 | 本品主要适用于敏感菌所致的呼吸系统、泌尿系统、耳鼻喉科及皮肤、软组织感染等 | 对本品及其他头孢菌素类过敏者禁用 | 空腹口服，小儿按体重1天20～40毫克/千克，分3次给予，但1天总量不超过1克 | ①过敏反应：瘙痒、荨麻疹、血清病样反应；②胃肠道症状：发生率约为2.5%，软便、胃部不适、食欲缺乏、恶心、呕吐、嗳气等 | 遮光、密封，在凉暗（遮光并不超过20℃）干燥处保存 |

氨茶碱与某些抗菌药物，如大环内酯类的红霉素、罗红霉素、克拉霉素，氟喹诺酮类的依诺沙星、环丙沙星、氧氟沙星、左氧氟沙星、克林霉素、林可霉素等可降低茶碱清除率，增加其血药浓度，尤以红霉素和依诺沙星为著，当茶碱与上述药物配伍时，应适当减量。

### 🐾 特殊人群用药指导

1. 儿童用药指导　　氨茶碱可降低新生儿血浆清除率，使血清浓度增加，应慎用。儿童应用阿奇霉素片剂时，无论何种感染，建议阿奇霉素在儿童中的总剂量不超过 1.5 克。阿奇霉素片仅适用于体重大于 45 千克的儿童。儿童药代动力学资料提示，儿童 20 毫克/千克与成人 1.2 克剂量相当，但其峰浓度（$C_{max}$）值更高。

2. 老年人用药指导　　因老年人血浆清除率降低，从而增加了氨茶碱的潜在毒性，所以 55 岁以上老年患者慎用。

3. 孕妇及哺乳期妇女用药指导　　氨茶碱可通过胚胎屏障，也能分泌入乳汁，随乳汁排出，孕妇、产妇及哺乳期妇女慎用；孕妇及哺乳期妇女在服用阿奇霉素时，因目前尚无孕妇使用阿奇霉素的临床经验（B 级），只有在明确需要使用的情况下才能在妊娠期给药，也没有在母乳中分泌的资料，由于很多药物都可以通过母乳分泌，故只有在医生权衡药物对于婴儿的潜在获益和风险后，才可在哺乳期妇女中使用本品。

4. 肝肾功能不全患者用药指导　　肾功能或肝功能不全的患者应用氨茶碱时，年龄超过 55 岁特别是男性和伴发慢性肺部疾病的患者，任何原因引起的心力衰竭患者，持续发热患者，使用某些药物的患者及茶碱清除率减低者，在停用合用药物后，血清茶碱浓度的维持时间往往显著延长，应酌情调整用药剂量或延长用药间隔时间；肝功能损害和重度肾损害的患者应慎用阿奇霉素。

### 用药案例解析

**案·例·1**

　　**病史：**患儿，女，20个月，感冒咳嗽，不发热。肺炎支原体 IgM 抗体阳性。胸片示双肺纹理增强、模糊，双肺内带见少许模糊影，双肺门影增浓。静脉滴注阿奇霉素后出现寒战。

　　**解析：**从患儿症状来看，应该是受凉后引起的感冒咳嗽，肺部炎症。予阿奇霉素后出现寒战，很可能是输液反应，但也可能是一种过敏症状。应该立即向主治医生反映，采取适当措施予以解决。

**案·例·2**

　　**病史：**患者，女，34岁，因工厂内氯气泄漏，患者在现场感胸闷、频繁咳嗽、无痰、稍气促就诊。查体：无发绀，神清，呼吸20次/分，脉搏90次/分，律齐，无杂音，两肺呼吸音稍粗伴少许哮鸣音。胸片提示两肺纹理增多。诊断为急性支气管炎。患者使用甲泼尼龙、氨茶碱、复方甘草合剂治疗，3天后症状明显好转。

　　**解析：**该患者因吸入有害气体引起支气管炎。临床表现除咳嗽外，往往伴有气促和哮鸣音。治疗多以对症为主，如止咳、祛痰、解痉等。糖皮质激素可以减轻炎症从而缓解咳嗽、气促症状。如继发细菌感染则适当应用抗菌药物。

案·例·3

**病史：**患儿，女，1岁，患儿5天前无明显诱因出现咳嗽，夜间呈阵发性咳嗽，白天以干咳为主，无气喘，有鼻塞流涕症状，家属未予重视，予咳喘灵颗粒口服1天。现患儿出现发热，体格检查：咽充血，两肺呼吸音粗，未闻及啰音；辅助检查：血常规+C反应蛋白（CRP）示白细胞和CRP均有升高，肺炎支原体IgM抗体1∶40阳性，胸片示双肺纹理增粗，综上诊断为肺炎支原体急性支气管炎。予以阿奇霉素干混悬剂口服，氨溴特罗口服溶液，特布他林雾化液，经上述药物治疗，患儿症状好转，治疗有效。

**解析：**家属开始予以咳喘灵颗粒对患儿进行治疗，可能是考虑该患儿只是普通感冒，并针对咳嗽这一症状用药，正规医院医生诊断该患儿为急性支气管炎，且合并有肺炎支原体感染，故予以阿奇霉素干混悬剂进行抗感染治疗，氨溴特罗口服溶液，特布他林雾化液用于化痰止咳，治疗后患儿症状好转。所以建议各位家属要及时去正规医院进行相关诊疗，以免延误病情。

案·例·4

**病史：**患者，女，76岁，患者于1个月前无明显诱因出现不规律发热，不伴畏寒、寒战，在当地医院查血常规未见异常，使用红霉素肠溶胶囊、感冒灵、泼尼松等药物未见好转。现患者有咳嗽、咳黄白脓痰，无心慌胸闷，查体：双肺呼吸音粗，未闻及明显干湿啰音。辅助检查：血常规示白细胞偏高，其余未见异常；胸片未见明显异常。综上诊断为急性支气管炎。予以头孢哌酮钠舒巴坦钠、阿奇霉素抗感染治疗。经上述药物治疗，患者症状好转，治疗有效。

　　**解析**：患者发热可能是由多种病原菌引起的感染性发热，该患者血常规提示白细胞计数升高，有咳嗽、咳痰症状，故感染性发热的可能性较大；也可能为非感染性发热，如肿瘤、结缔组织病、血液系统疾病、中枢神经系统病变，该患者并无以上病症，所以暂不考虑非感染性发热。结合患者的临床表现，考虑有肺部细菌感染的可能，所以用头孢哌酮钠舒巴坦钠和阿奇霉素抗感染治疗。四环素主要对支原体、衣原体、立克次体等感染有效，而泼尼松为糖皮质激素，主要用于治疗一些免疫性疾病，支气管哮喘等，对发热患者不应常规使用，同时还会导致该患者肺部感染加重。

**温 馨 提 示**

　　（1）患者应在医师或药师指导下调整药物治疗方案，不得随意减量或停药。

　　（2）患者在使用抗生素时，原则上应根据病原菌种类及病原菌对抗生素敏感性的结果来选用。抗生素种类根据病情，轻者口服或肌内注射，病情较重者可静脉用药，危重患者可联合应用 2 种抗生素，避免滥用，引起细菌的耐药性。

## 用 药 常 见 问 题 解 析

**Q1** 近日有胸部疼痛症状，医院就诊检查，诊断为支气管炎，支气管炎服用何种药物见效快？

**答：** 支气管炎是最常见的呼吸道感染，主要表现有发热，咳嗽，咳痰和喘息，多数不严重，目前需要多喝水，晨起适当运动和锻炼，刺激痰液排出，药物治疗可以口服阿奇霉素，太极急支糖浆和金荞麦片，以上症状可以逐步好转，如果治疗一周仍不能康复，还需要去医院再检查一次。

**Q2** 小儿急性气管支气管炎服用何种药物比较好？

**答：** 小儿的用药顺从性较差，可选用头孢克肟颗粒、小儿止咳糖浆等。同时也要注意休息，多喝水，忌油腻食物。保持室内空气流通，避免煤气、尘烟、油气等刺激。防止受凉，尤其是秋冬季节，特别注意胸部保暖。

**Q3** 急性支气管炎可以用抗生素治疗吗？

**答：** 如果病程中有发热或咳脓性痰，可以应用抗生素治疗，在未知为何种病原菌感染时，可选用罗红霉素、阿奇霉素等大环内酯类抗生素，或 β-内酰胺类如头孢拉定、头孢克洛等。

**Q4** 急性支气管炎痰液量较多且比较黏稠时，应该服用什么药？
**答：** 这种情况可应用祛痰药，如氨溴索 30 毫克，每天 3 次；或溴己新 16 毫克，每天 3 次。

**Q5** 急性支气管炎可以用什么中药或中成药治疗？
**答：** 建议用中药免煎颗粒蜜款冬花和蜜紫苑，每天 2～3 次，每次各 1 包，加蜂蜜适量口服，止咳祛痰，效果很好，服用方便。若这两种中药颗粒不易购买，可用中药蜜款冬花 2 两、蜜紫苑 2 两，加水 4 斤，大火煎开后再用小火煎熬 45 分钟，弃药渣后在药液中加入蜂蜜半斤，再煎开熬 5 分钟即可，等待药液凉下来后，盛入干净容器中，分 5 天喝完。

**Q6** 1 岁多的小儿急性支气管炎，主要症状是咳嗽不止，持续 5 天，这种情况下应该用什么药物治疗？
**答：** 儿童急性支气管炎是由于病原菌感染所致，包括细菌和病毒。建议先去医院进行病原学检查，根据病原菌选择抗生素或抗病毒药治疗。同时要服用一些镇咳祛痰平喘的药物，也可以配合雾化吸入治疗缩短病程。建议尽快治疗，以免延误病情，进而发展为肺炎。

**Q7** 急性支气管炎患者同样都有咳嗽时，为何选用的镇咳药不同？
**答：** 对于咳无痰者可以选用喷托维林或右美沙芬，或者用含有中枢性镇咳药的合剂，如止咳糖浆；对于痰多不易咳出者可选用祛痰药，如溴己新、氨溴索等。在选用药物治疗时，应针对不同的具体病症选择不同的药物治疗，这样才能达到最好的疗效。

汪龙生　祝　杨

# 疾病三 慢 性 咳 嗽

<hr>

## 疾 病 概 述

### 概述

慢性咳嗽的定义：目前认为，咳嗽时间持续≥8 周，X 线胸片无明显肺疾病证据的咳嗽称为慢性咳嗽，咳嗽往往是患者唯一就诊症状。慢性咳嗽是呼吸系统常见的临床症状之一。慢性咳嗽以咳嗽变异型哮喘最为常见。该疾病以咳嗽为唯一症状，故临床特点缺乏特异性，误诊率非常高。

### 分类

慢性咳嗽通常可分为两类：一类是做影像学检查有明显病变者，如肺炎、肺结核、肺癌、支气管扩张及间质性肺疾病等。另一类为影像学检查无明显异常，以咳嗽为主或唯一症状者，即通常所说的不明原因的慢性咳嗽（简称慢性咳嗽）。

### 发病原因

慢性咳嗽的常见原因：咳嗽变异型哮喘、鼻后滴流综合征、嗜酸粒细胞性支气管炎和胃食管反流性咳嗽，这些原因占呼吸内科门诊慢性咳嗽的 70%～95%。其他病因较少见，但涉及面广，如慢性支气管炎、支气管扩张、支气管内膜结核、变应性咳嗽、药物诱发等。

### 🍎 临床表现

不同病因的咳嗽临床症状不同：

咳嗽变异型哮喘临床表现：主要表现为刺激性干咳，通常咳嗽比较剧烈，夜间咳嗽为其重要特征。感冒、冷空气、灰尘和油烟等容易诱发或加重咳嗽。

鼻后滴流综合征临床表现：除了咳嗽、咳痰外，鼻后滴流综合征患者通常还主诉咽喉部滴流感、口咽黏液附着、频繁清喉、咽痒不适或鼻痒、鼻塞、流涕和打喷嚏等。有时患者会主诉声音嘶哑，讲话也会诱发咳嗽，但其他原因的咳嗽本身也有此类主诉。通常发病前有上呼吸道疾病（如感冒）史。

嗜酸粒细胞性支气管炎临床表现：主要症状为慢性刺激性咳嗽，常是唯一的临床症状，一般为干咳，偶尔咳少许黏痰，可在白天或夜间咳嗽。部分患者对油烟、灰尘、异味或冷空气比较敏感，常为咳嗽的诱发因素。患者无气喘、呼吸困难等症状，肺通气功能及呼气峰流速变异率正常，无气道高反应性的证据。

胃食管反流性咳嗽临床表现：典型反流症状表现为胸骨后烧灼感、反酸、嗳气和胸闷等。有微量误吸胃食管反流性咳嗽的患者，早期更易出现咳嗽症状及咽喉部症状。临床上也有不少胃食管反流性咳嗽患者没有反流症状，咳嗽是其唯一的临床表现。咳嗽大多发生在日间和直立位，干咳或咳少量白色黏痰。

## 🐛 治疗选择

1. 一般治疗　　注意避免接触变应原、受凉和烟雾等环境；体位变化，改变食物性状，少食多餐等对胃食管反流性咳嗽有效；药物诱发咳嗽最好的治疗方法是停药；对心因性咳嗽则给予心理疗法；及时接种疫苗，预防呼吸道传染病。

2. 内科药物治疗　　慢性咳嗽的治疗以内科药物治疗为主。咳嗽伴咳痰应以祛痰为原则。衣原体、支原体或细菌感染的慢性咳嗽可考虑使用抗菌药物。症状严重者考虑糖皮质激素和白三烯受体拮抗剂等。在未明确病因的情况下不主张使用镇咳药。

## 🐛 预后

慢性咳嗽是不可以治愈的，临床上一般采用药物进行控制，疾病在刺激因素作用下，较容易复发，引起机体的不适。

## 药 物 治 疗

## 🐛 治疗目标

改善临床症状，避免急性加重，改善生活质量，降低病死率。

## 🐛 常用治疗药物

慢性咳嗽常用治疗药物见表3。

表3 慢性咳嗽常用治疗药物

| 常用药物 | 适应证 | 禁忌证 | 服用时间 | 不良反应 | 储存条件 |
|---|---|---|---|---|---|
| 泼尼松 | 咳嗽变异型哮喘，嗜酸粒细胞性支气管炎，上道咳嗽综合征 | 对本品及肾上腺皮质激素类药物有过敏史者禁用 | 早晨7~8时 | 本品较大剂量易引起糖尿病、消化道溃疡和类库欣综合征症状，对下丘脑-垂体-肾上腺轴抑制作用较强，并发感染为主要的不良反应 | 遮光，密封保存 |
| 倍氯米松 | 上气道咳嗽综合征 | 对本品中任何成分过敏者禁用 | 早晨7~8时 | 气雾剂对个别患者有刺激感，吸后立即漱口可减轻刺激感。咽喉部出现白念球菌感染，可用局部抗菌药物控制感染。无水钠潴留作用。偶见声嘶或口干，少数可因变态反应引起皮疹 | 密闭，在凉暗处（避光，并不超过20℃）保存 |
| 布地奈德粉吸入剂 | 咳嗽变异型哮喘，嗜酸粒细胞性支气管炎，上气道咳嗽综合征 | ①对本药物成分过敏者禁用本品；②需更强效治疗的支气管痉挛初始阶段；③哮喘急性发作时需更强效的治疗 | 早晨7~8时 | 主要表现为轻度喉部刺激、咳嗽和声嘶 | 密闭，在阴凉处（不超过20℃）保存 |
| 布地奈德福莫特罗粉吸入剂 | 咳嗽变异型哮喘 | 对布地奈德或福莫特罗过敏者禁用 | 睡前 | 常见心悸、头痛、震颤、咳嗽、音嘶哑、口咽部念珠菌感染 | 密封，30℃以下储存 |
| 福莫特罗吸入剂 | 咳嗽变异型哮喘 | 对本品成分过敏者禁用 | 睡前 | 常见心悸、震颤、少见心动过速、头痛、喉气、腹痛、烧灼感、口渴、头晕、疲劳、倦怠感 | 密闭储藏 |

（续表）

| 常用药物 | 适应证 | 禁忌证 | 服用时间 | 不良反应 | 储存条件 |
|---|---|---|---|---|---|
| 沙丁胺醇吸入气雾剂 | 咳嗽变异型哮喘 | ①对本品中任何成分过敏者；②不得用于预防非复杂性早产或先兆流产 | 睡前 | ①最常见的不良反应：骨骼肌震颤、头痛、心动过速；②较少见的不良反应：低血钾、过敏性反应、心律失常、外周血管舒张 | 30℃下遮光、避免受冻和阳光直射 |
| 孟鲁司特 | 咳嗽变异型哮喘 | 对本品中任何成分过敏者禁用 | 睡前 | 本品一般耐受性良好，不良反应轻微 | 避光、密封，在阴凉干燥处保存 |
| 二羟丙茶碱 | 咳嗽变异型哮喘 | ①对本品过敏的患者；②活动性消化性溃疡和未经控制的惊厥性疾病患者禁用 | 餐后 | 剂量过大时可出现恶心、呕吐、易激动、失眠、心动过速、心律失常。甚至可发生发热、脱水、惊厥等症状，严重者甚至出现呼吸、心跳骤停 | 密闭、遮光保存 |
| 复方甲氧那明 | 咳嗽变异型哮喘，上气道咳嗽综合征 | ①过敏体质者、有药物过敏史者、孕妇及可能妊娠的妇女禁用；②8岁以下小儿禁用 | 餐后 | 偶见皮疹、恶心、呕吐、食欲缺乏、眩晕和排尿困难等症状 | 遮光、密封保存 |
| 西替利嗪 | 上气道咳嗽综合征 | ①禁用于肌酐清除率<10毫升/分的肾病晚期患者；②禁用于伴有特殊遗传性疾病（患有罕见的半乳糖不耐受症、原发性肠乳糖酶缺乏或葡萄糖-乳糖吸收不良）的患者；③对本品及各成分过敏的患者禁用 | 餐后 | 本品可能会使个别患者产生头痛、嗜睡、口干、疲倦、衰弱和腹痛等不良反应 | 密封保存 |

（续表）

| 常用药物 | 适应证 | 禁忌证 | 服用时间 | 不良反应 | 储存条件 |
|---|---|---|---|---|---|
| 奥美拉唑 | 胃食管反流性咳嗽 | 对本药成分过敏者禁用 | 餐前 | 最常见的是头痛和胃肠道症状，如腹泻、恶心和便秘 | 密封，25℃以下保存 |
| 克拉霉素 | 上气道咳嗽综合征 | 对大环内酯类抗生素过敏者禁用。克拉霉素禁止与下列药物合用：阿司咪唑、西沙必利和特非那丁 | 餐后 | 成人最常见的不良反应是胃肠不适，如恶心、消化不良、腹痛、吐和腹泻，其他不良反应包括头痛、味觉异常和肝转氨酶短暂升高 | 遮光、密封，在阴凉（不超过20℃）干燥处保存 |
| 甲氧氯普胺 | 胃食管反流性咳嗽 | ①胃肠道出血、机械性肠梗阻或穿孔者；②不可用于因行化疗和放疗而呕吐的乳腺癌患者 | 餐前 | 较常见的不良反应为昏睡、烦躁不安而疲倦无力 | 密封保存 |
| 雷尼替丁 | 胃食管反流性咳嗽 | ①对本品过敏者禁用；②孕妇、哺乳期妇女及8岁以下小儿禁用 | 餐后 | 常见的有恶心、皮疹、便秘、乏力、头痛和头晕等 | 遮光、密封，在干燥处保存 |

　　慢性咳嗽除了表 3 所列药物外，需要氨溴索、右美沙芬、氯苯那敏、左氧氟沙星用于慢性咳嗽（如祛痰、镇咳、抗过敏、抗炎），具体见急性上呼吸道感染疾病常用治疗药物；还需要氨茶碱用于慢性咳嗽（如扩张支气管），具体见急性气管支气管炎疾病常用治疗药物。

### 🍎 联合用药注意事项

　　糖皮质激素（泼尼松、布地奈德和倍氯米松）联合应用氨茶碱等磷酸二酯酶抑制剂时，建议进行血药浓度监测。孟鲁司特可抑制茶碱类的代谢，升高茶碱类的血药浓度，在与茶碱类合用时，应对茶碱类的血药浓度进行监测。

### 🍎 特殊人群用药指导

　　1. 儿童用药指导　　儿童慢性咳嗽的治疗原则亦为明确病因，针对病因进行治疗。如病因不明，或年龄太小无法进行相关检查，可进行经验性治疗或对症治疗。镇咳药物不宜应用于婴儿。以吸入型糖皮质激素进行抗炎治疗。禁用左氧氟沙星等喹诺酮类药物。

　　2. 老年人用药指导　　老年人慎用或禁用右美沙芬等镇咳药，以免引起呼吸中枢抑制，加重呼吸道阻塞或引起并发症而导致病情恶化。

　　3. 孕妇及哺乳期妇女用药指导　　妊娠早期禁用右美沙芬。哺乳期可以单次给予右美沙芬进行治疗，重复给药时应注意严密观察嗜睡症状。

　　4. 肝肾功能不全患者的用药指导　　肝功能不全患者慎用

克拉霉素和雷尼替丁，其可使转氨酶升高。奥美拉唑可使血清转氨酶（ALT、AST）升高、胆红素升高，严重肝肾功能不全者慎用。肝肾功能不全的患者需减少沙丁胺醇剂量以防止延长药物作用时间。

## 🍃 用药案例解析

### 案·例·1

**病史**：患者，男，80岁，诊断为嗜酸粒细胞性支气管炎引起的慢性咳嗽。医生治疗方案：沙丁胺醇吸入气雾剂治疗一周未见效。

**解析**：嗜酸粒细胞性支气管炎对吸入糖皮质激素的抗炎治疗是很有效的，治疗后咳嗽明显减轻或消失，而支气管扩张剂（沙丁胺醇）治疗无效，通常采用吸入二丙酸倍氯米松。

### 案·例·2

**病史**：患者，男，41岁，诊断为慢性咳嗽。给予布地奈德吸入剂。在治疗过程中出现声音嘶哑、口咽部念珠菌感染等。

**解析**：布地奈德属于糖皮质激素，可引起声音嘶哑、口咽部念珠菌感染等不良反应。患者应及时就医，在医生的指导下，逐渐停用布地奈德吸入剂。

## 温馨提示

（1）咳嗽可由多种原因所致，治疗的关键在于病因治疗，镇咳药物只能起到暂时缓解症状的作用；痰多患者宜合用祛痰药物。

（2）中枢性镇咳药不能用于痰多的患者，避免因抑制咳嗽反射而引起痰液阻塞，加重病情等各种严重后果。

（3）儿童慢性咳嗽以吸入性给药方式为主。

## 用药常见问题解析

**Q1** 如何合理选用镇咳药？

**答：** ①中枢性镇咳药直接抑制咳嗽中枢，作用强，效果明显，适用于各种原因引起的频繁、剧烈干咳；②具有依赖性的镇咳药不宜长期使用，应注意用量及次数的控制，以避免成瘾；③外周性镇咳药由于作用缓和，一般用于轻度咳嗽。

**Q2** 小儿慢性咳嗽用什么治疗方式比较好？

**答：** ①使用雾化治疗，对患儿局部用药，减少抗生素的使用，副作用小；②鼻炎、鼻窦炎引起的慢性咳嗽采用洗鼻、喷鼻等方式治疗。

**Q3** 无痰干咳是什么原因？如何治疗？

**答：** 由感冒或支原体感染引起的咳嗽多为干咳无痰，肺部听诊正常，感冒引起的咳嗽给予口服止咳药物即可。支原体感染引起的咳嗽，可口服大环内酯类抗生素治疗，如阿奇霉素。过敏性咳嗽也是干咳，但咳嗽常在夜间或清晨明显，运动后加重，可口服长效茶碱或白三烯拮抗剂或表面皮质激素治疗。

**Q4** 吸入性药物与口服药物相比，有什么优点？

**答：** 口服药虽然方便，但是口服药需要经过消化道吸收，肝脏代谢才能到达肺部，生物利用度低。且口服药物作用于全身，容易产生各种不良反应。而吸入性药物直接进入气道，可以避免溶解性差、生物利用度低、消化道刺激性、不必要的代谢和食物影响等问题。具有起效快、用药少、副作用小等优点。

张 凤 祝 杨

# 疾病四　慢性阻塞性肺疾病

———————— 疾　病　概　述 ————————

## 概述

慢性阻塞性肺疾病（chronic obstructive pulmonary disease，COPD）简称慢阻肺，是一种常见的以持续的呼吸道症状和气流受限为特征的可以预防和治疗的疾病，呼吸道症状和气流受阻是由有毒颗粒或气体导致的气道和（或）肺泡异常引起的。肺功能检测对确定气流受限有重要意义。在吸入支气管扩张剂后，第一秒用力呼气量（$FEV_1$）/用力肺活量（$FVC$）（$FEV_1/FVC$）<0.70 表明存在持续气流受限。

2007 年我国对 7 个地区 20 245 名成年人进行调查，40 岁以上人群中 COPD 患病率高达 8.2%。至 2020 年 COPD 将位居世界疾病经济负担的第 5 位，全球死亡原因的第 3 位。

## 分类

COPD 的病程分级：急性加重期是指患者在短期内咳嗽、喘息加重，痰呈脓性或黏液脓性，量明显增多或伴发热等表现；稳定期是指患者的咳嗽、咳痰和气促等症状轻微或者症状稳定，病情基本恢复到急性加重前的状态。

确诊 COPD 稳定期后，根据 $FEV_1$ 占预计值的百分比进行功能分级。COPD 稳定期肺功能分级：

Ⅰ级（轻度）$FEV_1 \geqslant 80\%$ 预计值。

Ⅱ级（中度）$50\% \leqslant FEV_1 < 80\%$ 预计值。

Ⅲ级（重度）$30\% \leqslant FEV_1 < 50\%$ 预计值。

Ⅳ级（极重度）$FEV_1 < 30\%$ 预计值或 $FEV_1 < 50\%$ 预计值伴呼吸衰竭。

## 🍎 发病原因

1. 病因　　引起 COPD 的危险因素包括个体易感因素和环境因素，两者相互作用。

（1）个体易感因素包括遗传易感性、呼吸道局部防御及免疫功能减低、自主神经功能失调、内分泌功能减退等。

（2）环境易感因素包括吸烟、感染、空气污染、职业性粉尘和化学物质、变应原、生物燃料烟雾、气候等。

2. 发病机制　　COPD 的发病机制尚未完全明了，但慢性炎症、氧化应激、蛋白酶-抗蛋白酶的失衡和肺修复能力的改变等是主要的发病机制。

## 🍎 临床表现

1. 症状　　COPD 起病缓慢、病程较长。主要症状如下。

（1）慢性咳嗽：随病程发展可终身不愈。常晨间咳嗽明显，夜间有阵咳或排痰。

（2）咳痰：一般为白色黏液或浆液性泡沫性痰，偶可带血丝，清晨排痰较多。急性发作期痰量增多，可有脓性痰。

（3）气短或呼吸困难：早期在劳力时出现，后逐渐加重，以致在日常活动甚至休息时也感到气短，是 COPD 的标志性症状。

（4）喘息和胸闷：部分患者特别是重度患者或急性加重时出现喘息。

（5）其他：复发性下呼吸道感染。晚期患者有体重下降，食欲缺乏等。

2. 体征　　早期体征可无异常，随疾病进展可出现以下体征。

（1）视诊：胸廓前后径增大，肋间隙增宽，剑突下胸骨下角增宽，称为桶状胸。部分患者呼吸变浅，频率增快，严重者可有缩唇呼吸等。

（2）触诊：双侧语颤减弱。

（3）叩诊：肺部过清音，心浊音界缩小，肺下界和肝浊音界下降。

（4）听诊：两肺呼吸音减弱，呼气延长，部分患者可闻及湿啰音和（或）干啰音。

### 🍮 治疗选择

1. 预防　　COPD 的预防主要是避免发病的高危因素、急性加重的诱发因素及增强机体免疫力。戒烟是预防 COPD 的重要措施。控制职业和环境污染，减少有害气体或有害颗粒的吸入，可减轻气道和肺的异常炎症反应。积极防治婴幼儿和儿童期的呼吸系统感染，可能有助于减少 COPD 的发生。流感疫苗、肺炎链球菌疫苗、细菌溶解物、卡介菌多糖核酸等对防止 COPD 患者反复感染可能有益。加强体育锻炼，增强体质，提高机体免疫力，可帮助改善机体一般状况。此外，对于有 COPD 高危因素的人群，应定期进行肺功能监测，以尽可能早期发现 COPD 并及时予以干预。COPD 的早期发现和早期干预十分重要。

2. 内科药物治疗　　COPD 稳定期药物治疗用于预防和控制症状，减少急性加重的频率和严重程度，提高运动耐力和生命质量。根据疾病的严重程度，逐步增加治疗，如没有出现明显的药物不良反应或病情恶化，则应在同一水平维持长期的规律治疗。根据患者对治疗的反应及时调整治疗方案。

COPD 急性加重患者可以院外治疗或住院治疗，多数患者可以使用支气管舒张剂、激素和抗生素在院外治疗。

3. 其他治疗　　包括康复治疗，如理疗、高压负离子氧疗等对 COPD 患者肺功能的康复有利；心理调适，良好的心情有利于患者积极面对疾病、增加治疗的顺从性，并有利于建立良好的人际关系，这将更有利于疾病的恢复；饮食调节，多吃水果和蔬菜，可以吃肉、鱼、鸡蛋、牛奶、豆类、荞麦等。吃饭时少说话，呼吸费力时减慢吃饭速度。肥胖者要减肥，消瘦者要加强营养，少食多餐；长期家庭氧疗，如有呼吸衰竭建议长期低流量吸氧，每天超过 15 小时。

🍎 预后

COPD 是一种严重危害人类健康的常见病、多发病，有病死率高、预后差的特点，严重影响患者的生存质量。COPD 急性加重是 COPD 患者死亡的重要原因，对患者疾病预后产生严重的负面影响。

# 药 物 治 疗

## ☙ 治疗目标

COPD 的治疗目标：①阻止或延缓 COPD 的发展；②预防和控制症状；③减少急性加重的频率和严重程度；④提高运动耐力，提高生命质量；⑤预防和治疗急性发作，降低病死率；⑥防止和治疗呼吸衰竭、心力衰竭等并发症。

## ☙ 常用治疗药物

COPD 常用治疗药物见表 4。

COPD 除了表 4 所列治疗药物外，还需要用左氧氟沙星、阿奇霉素（抗炎），具体见急性上呼吸道感染疾病常用治疗药物。

## ☙ 联合用药注意事项

COPD 药物联合使用可以提高疗效。抗胆碱能药物与 $\beta_2$ 受体激动剂联用时，能发挥协调作用从而提高疗效。支气管扩张药与糖皮质激素联用可同时影响气流的不可逆阻塞和气道的异常炎症，减少细菌在呼吸道黏膜的黏附，保护纤毛细胞。茶碱和糖皮质激素联用可提高疗效，降低糖皮质激素抵抗，增强抗炎作用。

西咪替丁、大环内酯类药物、氟喹诺酮类药物和口服避孕药等都可使茶碱血药浓度增加，茶碱与上述药物合用时应适当减量。乙酰半胱氨酸能减弱青霉素、头孢菌素类药物的抗菌活性，不宜与此类药物合用，必要时可间隔 4 小时交替使用。氨溴索应

表 4 COPD 常用治疗药物

| 常用药物 | 适应证 | 禁忌证 | 服用时间 | 不良反应 | 储存条件 |
|---|---|---|---|---|---|
| 沙丁胺醇气雾剂 | 缓解 COPD 患者的支气管痉挛 | 对本品中任何成分有过敏史者禁用 | 按需使用，24 小时内不超过 8 喷 | 常见震颤、头痛、心动过速等 | 密封储藏，阴凉透风干燥处 |
| 布地奈德福莫特罗粉吸入剂 | 重度 COPD 的维持治疗 | 对布地奈德、福莫特罗或吸入乳糖有过敏反应的患者禁用 | 1 天 2 次。固定用药时间 | 震颤、心悸、头痛、口咽部念珠菌感染、咽部轻度刺激、咳嗽、声嘶等 | 储藏温度应低于 30℃。密闭保存 |
| 沙美特罗氟替卡松粉吸入剂 | 用于可逆性气道阻塞性疾病的规律治疗 | 对本品中任何活性成分或赋形剂有过敏史者禁用。对乳糖及牛奶过敏的患者禁用本品 | 每天 2 次，固定用药时间 | 震颤、心悸、头痛、声嘶和口咽部念珠菌病（鹅口疮） | 于 30℃以下，干燥处保存 |
| 异丙托溴铵气雾剂 | 预防和治疗与慢性阻塞性气道疾病相关的呼吸困难 | 禁用于对异丙托溴铵及阿托品或其衍生物过敏的患者 | 每天 3～4 次，固定用药时间 | 常见：咳嗽、局部刺激，吸入相关的支气管痉挛、口干、胃肠蠕动紊乱 | 阴凉储存区（20℃以下） |
| 噻托溴铵粉吸入剂 | 适用于 COPD 的维持治疗 | 禁用于对噻托溴铵、阿托品或其衍生物过敏的患者，或对含有牛奶蛋白的赋形剂——水乳糖过敏的患者 | 每天 1 次，固定用药时间 | 口干、喉干、心率增加，视物模糊、青光眼、排尿困难、尿潴留和便秘等 | 保存于 25℃以下，不得冷冻 |
| 氨茶碱 | 适用于支气管哮喘、喘息型支气管炎、阻塞性肺气肿等缓解喘息症状；也可用于心源性肺水肿引起的哮喘 | 对本品过敏的患者、活动性消化性溃疡和未经控制的惊厥性疾病患者禁用 | 饭后服用 | 有恶心、呕吐、失眠等，当血清浓度超过 20 微克/毫升时，可出现心动过速、心律失常，血清中茶碱超过 40 微克/毫升，可发生发热、失水、惊厥等症状，严重的甚至呼吸、心脏骤停止致死 | 遮光，密闭保存 |

（续表）

| 常用药物 | 适应证 | 禁忌证 | 服用时间 | 不良反应 | 储存条件 |
|---|---|---|---|---|---|
| 多索茶碱 | 支气管哮喘、喘息型慢性支气管炎及其他气管痉挛引起的呼吸困难 | 多索茶碱或黄嘌呤衍生物类药物过敏者，急性心肌梗死患者禁用 | 饭前或饭后3小时服用 | 心悸、窦性心动过速、上腹不适、食欲缺乏、恶心、呕吐、兴奋、失眠等症状。如过量服用可出现严重心律不齐、阵发性痉挛等危象 | 密封保存 |
| 泼尼松 | 过敏性与自身免疫性炎症性疾病 | 对本品及肾上腺皮质激素类药物有过敏史的患者禁用，真菌和病毒感染者禁用 | 早餐前顿服 | 较大剂量易引起糖尿病、消化道溃疡和类库欣综合征症状，对下丘脑-垂体-肾上腺轴抑制作用较强。并发感染等 | 遮光、密封保存 |
| 甲泼尼龙 | 过敏性与自身免疫性炎症性疾病 | 已知对甲泼尼龙片或甲泼尼龙过敏者 | 早餐前顿服 | 体液及电解质紊乱、骨质疏松、肌无力、消化道溃疡、出血、伤口愈合不良、精神错乱，并发感染等 | 遮光、密闭保存 |
| 氨溴索 | 适用于伴有痰液分泌不正常及排痰功能不良的急性、慢性呼吸道疾病 | 已知对盐酸氨溴索或其他成分过敏者不宜使用。妊娠前3个月内妇女禁用 | 饭后服 | 偶见皮疹、恶心、胃部不适、食欲缺乏、腹痛、腹泻 | 遮光、密封保存 |
| 溴己新 | 本品主要用于慢性支气管炎、哮喘等引起的痰液不易咳出的患者 | 对本品过敏者禁用，过敏体质者慎用，胃炎或胃溃疡患者慎用 | 饭后服 | 偶有恶心、胃部不适。可能使血清转氨酶暂时升高 | 密闭保存 |

（续表）

| 常用药物 | 适应证 | 禁忌证 | 服用时间 | 不良反应 | 储存条件 |
|---|---|---|---|---|---|
| 标准桃金娘油 | 黏液溶解性祛痰药。适用于急、慢性鼻窦炎和支气管炎 | 对本品有过敏反应者不宜使用 | 餐前30分钟服 | 极个别有胃肠道不适及原有的肾结石和胆结石的移动。偶有过敏反应，如皮疹、面部水肿、呼吸困难和循环障碍 | 存于干燥处，25℃以下 |
| 复方甘草片 | 用于镇咳祛痰 | 对本品成分过敏者禁用，胃炎及胃溃疡患者慎用 | 饭后服 | 有轻微的恶心、呕吐反应 | 遮光，密封，在阴凉干燥处保存 |
| 阿莫西林 | 敏感细菌所引起的上、下呼吸道感染等 | 青霉素过敏及青霉素皮肤试验阳性患者禁用 | 饭前服 | 过敏反应、腹泻、恶心、呕吐、兴奋、焦虑、失眠、二重感染等 | 遮光、密封保存 |

避免与中枢性镇咳药（如右美沙芬等）同时使用，以免稀化的痰液堵塞气道。

## 🍂 特殊人群用药指导

1. **老年人用药指导**　　老年患者可以按推荐剂量使用噻托溴铵、沙美特罗替卡松粉吸入剂。老年患者对多索茶碱清除率可能不同，应进行血药浓度检测。

2. **肝肾功能不全患者用药指导**

（1）肝功能不全患者可以按推荐剂量使用噻托溴铵。中到重度肾功能不全患者（肌酐清除率≤50毫升/分），应对噻托溴铵的应用予以密切监控；沙美特罗氟替卡松粉吸入剂肾受损的患者无须调整剂量。

（2）抗菌药物剂量调整：肝功能不全患者使用阿莫西林部分应酌情减量，肾功能不全患者应根据肌酐清除率调整给药剂量；阿奇霉素因 50%以上经肝脏代谢，肝功能不全者应慎用，肾功能不全无须调整剂量；左氧氟沙星很少经肝脏代谢，重度肝功能不全需要调整剂量，肾功能不全患者应根据肌酐清除率调整给药剂量。

3. **孕妇及哺乳期妇女用药指导**

（1）噻托溴铵不应用于妊娠或哺乳期妇女，除非预期的利益超过可能对未出生的胎儿或婴儿带来的危险；孕妇使用福莫特罗还没有充分的资料，动物实验显示在很高的全身暴露量时，福莫特罗对生殖系统有不良反应。

（2）妊娠和哺乳期间，只有在预期对母亲的益处超过任何对胎儿或儿童的可能危害时才考虑使用沙美特罗替卡松粉吸入剂。

（3）吸入布地奈德没有增加致畸的危险性；布地奈德可分泌

到乳汁，然而，治疗剂量的布地奈德对乳儿不会产生影响。尚不清楚福莫特罗能否进入人乳汁。

（4）糖皮质激素可通过胎盘。人类使用药理剂量的糖皮质激素可增加胎盘功能不全、新生儿体重减少或死胎的发生率。生理剂量或低药理剂量（每天可的松 25 毫克或泼尼松 5 毫克，或更少）对婴儿一般无不良影响。但是，如乳母接受大剂量的糖皮质激素，则不应哺乳，由于糖皮质激素可由乳汁中排泄，对婴儿造成不良影响，如生长受抑制、肾上腺皮质功能受抑制等。

## 🍃 用药案例解析

### 案·例·1

**病史：** 患者，男，83 岁，反复咳嗽、咳痰 20 余年，活动后气促、乏力 3 年。患者无其他基础疾病、无食物及药物过敏史。诊断为 COPD 稳定期（Ⅱ期），医师处方：复方异丙托溴铵气雾剂一瓶，用法：每次 2 揿，每天 4 次。但患者肺功能差，认为用药不便，前来向药师咨询解决办法。

**解析：** 本例患者主要涉及药物吸入装置的问题。复方异丙托溴铵气雾剂为定量压力气雾剂（MDI），要求先深呼气，然后在喷药的同时同步吸气，特别强调吸气与喷药动作的协调，且吸药后屏气 10 秒。对于老年人或肺功能差的患者，往往达不到这种吸药操作要求。患者为老年男性，且肺功能差，故建议应用储雾器，将 MDI 中的药物喷入其中，然后患者吸入储雾器内的药物，这样不要求喷药和吸气同步。

案·例·2

**病史**：患者，女，67岁，反复咳嗽、咳痰4年，冬春季节发作，应用祛痰止咳等药物多能缓解。曾做肺功能：吸入支气管舒张剂沙丁胺醇后，$FEV_1/FVC$ 65%，$FEV_1$ 占预计值的73%。今年夏天咳嗽2个月，干咳无痰。有高血压病史5年。药师通过药学查房问诊得知，患者3个月前抗高血压药物由吲达帕胺片调整为卡托普利，建议停用卡托普利，将降压药调整为氨氯地平。

**解析**：本例患者主要涉及药物不良反应的问题。卡托普利为血管紧张素转换酶抑制剂（ACEI），除抑制血管紧张素转换酶外，还抑制缓激肽及其他参与炎症反应的肽类物质的分解，这些炎症介质聚集后可刺激肺部的J感受器，通过无髓鞘的C型纤维将冲动传入中枢，从而引起干咳。另外，ACEI还可引起气道反应性增高。该患者目前干咳，与以往COPD发作时咳嗽、咳痰不同，发作季节在夏季，且患者按COPD祛痰止咳治疗无效，均提示患者的干咳可能是由卡托普利的不良反应所致。同时药师对患者进行教育：就诊时应告知医师或药师伴发症及其治疗药物。

案·例·3

**病史**：患者，女，62岁，反复咳痰、咳痰、喘息4年，冬春季节多见。近2年活动后气促。咳嗽，咳少许白痰，活动时喘息。查体：两肺可闻及少许哮鸣音。肺功能检查：吸入支气管舒张剂沙丁胺醇后，$FEV_1/FVC$ 65%，$FEV_1$ 占预计值的 59%。无吸烟史。诊断：COPD 稳定期（Ⅱ期）。医师处方：①异丙托溴铵气雾剂 20 微克×200 喷，用法为每次 2 喷，每天 3 次，吸入；②氨溴索片 30 毫克×20 片，用法为每次 1 片，每天 3 次，口服。1 周后复诊，患者咳嗽、喘息症状未见明显改善。追问患者用药情况，由于患者退休后从事家政工作，不能坚持规则用药。

解析：本例患者主要涉及用药依从性问题。服药依从性是指患者按医嘱用药的程度。一般将用药依从性分为三级：依从指主动按医嘱用药；部分依从指需要护士、药师或家属督促、劝说才能按医嘱用药；不依从指患者自行减弱、停药及拒绝服药。该患者由于工作较忙，不能坚持用药，可选择噻托溴铵长效制剂，每天用药 1 次，且该药为粉雾剂，患者容易掌握服药方法。

## 用 药 常 见 问 题 解 析

**Q1** COPD 急性加重是否都需要使用抗生素？

**答：** 感染是 COPD 急性加重最常见的原因，但不是唯一原因。在以下情况推荐使用抗生素：①具有呼吸困难加重、痰量增加、脓性痰 3 种症状；②脓性痰在内的 2 个症状；③病情严重需要有创或无创机械通气治疗。

**Q2** COPD 急性加重初始抗菌药物应如何使用？

**答：** COPD 需要使用抗菌药物时，应依据急性加重严重程度、当地耐药状况、费用和潜在的依从性选择药物，病情较轻者推荐使用青霉素、阿莫西林加或不加克拉维酸、大环内酯类、氟喹诺酮类、第一代或第二代头孢菌素类抗生素，一般可口服给药。抗菌药物推荐的疗程为 5～10 天，在治疗过程中应密切观察病情，如症状改善、脓痰减少，提示治疗有效，而症状没有缓解甚至恶化，尤其出现发热、下肢水肿甚至口唇及皮肤全身发绀时，应立即就诊。

## Q3 沙美特罗替卡松粉吸入剂（舒利迭）应怎样选择及使用？

**答：** 沙美特罗替卡松粉吸入剂为含有沙美特罗与丙酸氟替卡松的复合制剂。沙美特罗为一种选择性的长效（作用持续 12 小时）$\beta_2$ 肾上腺受体激动剂，具有扩张支气管、控制症状的作用。吸入推荐剂量丙酸氟替卡松可在肺内产生强效的抗炎作用，从而减轻症状及预防疾病恶化，却没有使用全身性糖皮质激素的副作用。

本药仅经口吸入使用。其规格有三种，其中沙美特罗的剂量均为 50 微克，氟替卡松的剂量分别为 100 微克、250 微克及 500 微克。COPD 患者需使用沙美特罗 50 微克/氟替卡松 500 微克。

用法及用量：每次 1 吸（沙美特罗 50 微克/氟替卡松 500 微克），每天 2 次。即使症状加重时，每天也不能超过 2 吸。老年人或者有肾损害的患者不需要调整剂量。尚无肝损害患者使用沙美特罗替卡松粉吸入剂的资料。

特别需要注意的是，本药须长期规律使用，即使没有症状时也应常规吸入，使气道内的药物维持稳定的浓度，这样才能获得理想的效果。

**Q4** 沙美特罗替卡松粉吸入剂使用过程中需注意哪些问题？

**答：** ①保持准纳器干燥，不用的时候，保持关闭状态，以免潮湿影响药效；②不要对着准纳器吹气；③只有在准备吸入药物时才可推动滑动杆；④不要超过推荐剂量，每天最多2吸；⑤吸完药后一定要漱口，以免口咽部真菌感染；⑥本药不良反应有肌肉震颤、主观性心慌及头痛，但均为暂时性的，可随治疗而减轻；⑦有些患者可出现心律失常或声音嘶哑、口咽部念珠菌病；⑧如果出现不良反应并且持续时间较长，需咨询医生或药师，在指导下调整用药。

**Q5** 布地奈德福莫特罗粉吸入剂（信必可）如何正确使用？

**答：** 使用方法步骤如下：

1）使用吸入器前，将盖子拧松揭开。将吸入器直立竖起。

2）将把手向一个方向旋转直到不能再动。

3）将其往回转，直到听到"咔嚓"的响声（这个动作是装入药液）。当药品装好后不要摇晃药瓶。

4）呼气。将吸口放在上下唇之间，快速用口做深呼吸。

5）吸气，药品就被带入肺内。屏住呼吸10秒，以确保药品到达肺的深部。缓慢呼气。不要将气吐入吸入器内。然后盖好盖子。

6）漱口，为预防口干和声嘶，每次用药后漱口。不要将漱口水吞下。

## Q6　吸入激素治疗时，如何防治口腔真菌感染？

**答：** 很多老年 COPD 患者在吸入激素或含激素的复方制剂治疗后出现口腔黏膜及舌苔上满布白斑，不易拭去，甚至出现声音嘶哑，此为口腔真菌感染。

吸入制剂吸入后，大部分药粉残留于咽后壁，易继发真菌感染，因此在吸入激素后应该立即用清水漱口数次，尤其要注意咽后部，可以头后仰进行漱口。有很多患者以为漱口会降低药效，所以延迟漱口时间，甚至吸入激素 1 小时后才漱口。其实，这些残留在咽后壁的药物不仅对疾病无益，还会增加口腔真菌感染概率，所以应及时漱口，清除残留于口腔的药物。

已经发生口腔真菌感染的患者应尽早就医，并加强漱口，可使用稀释碳酸氢钠液体漱口（浓度 2.5%），还可使用制霉菌素片研成粉后涂于口腔黏膜以达到局部抗真菌作用。

## Q7　噻托溴铵粉吸入剂如何使用？

**答：** 噻托溴铵粉吸入剂适用于 COPD 的维持治疗。噻托溴铵的推荐剂量为每天 1 次，每次应用专用的药粉吸入装置吸入 1 粒胶囊，不能吞服，并且不能超过此剂量。

使用步骤：

1）放药。首先打开您的吸入装置：按下绿色刺孔按钮并打开防尘盖，轻轻提起吸嘴边缘暴露中间室。将噻托溴铵粉吸入剂胶囊按入吸入装置。每次只需要揭开铝箔取下一粒胶囊。请不要用尖锐的工具取出胶囊。将取出的胶囊放入吸入装置的中间室，合上吸嘴直至听到咔哒声，保持防尘帽敞开。

2）按压。手持吸入装置使吸嘴向上，按下绿色刺孔按钮，感觉到胶囊被刺破后即松开。请注意无须多次按下绿色刺孔按钮，也不要摇晃吸入装置。

3）吸入。先完全呼气（先做一次深呼吸），使肺内的气体排出。举起吸入装置放到嘴上，用嘴唇紧紧含住吸嘴，保持头部垂直。注意不要按住装置的进气口。缓慢地深吸气，其速率应足以能听到胶囊振动。吸气到肺部全充满时，尽可能长时间地屏住呼吸，同时从嘴中取出吸入装置。重新开始正常呼吸。为了使胶囊中的药物完全吸出，需要再进行一次深呼气并重复吸入一次。

再次打开吸嘴，倒出用过的胶囊并丢弃。将装置倒置并轻敲，倒出其中可能残留的粉末。关闭吸嘴和防尘帽，将吸入装置保存起来。

## Q8 沙丁胺醇气雾剂如何使用？

**答：** 对于长期治疗而言，每天使用的最大给药剂量为 4 次，每次 2 揿。沙丁胺醇气雾剂只能经口吸入使用，吸入与吸药同步进行有困难的患者可借助储雾器。

气雾剂的使用方法步骤：

1）将气雾剂底部外盖打开并用力上下摇匀 10 下。

2）轻轻地呼气直到不再有空气可以从肺内呼出。

3）将气雾剂喷口放在口中，并合上嘴唇含着喷口。在刚开始吸气的同时用力按下储药罐将药物释出，随着深而长的吸气将药物吸入气道中，直到吸不动为止。

4）吸气后立即将气雾剂喷口从口中取出，闭嘴。屏气 10 秒

（在没有不适的感觉下尽可能屏息久些），然后用鼻将气慢慢呼出。

　　5）用完后用纸巾擦拭气雾剂喷口，将盖套回咬嘴上。

　　6）用水漱口。


**Q9** 沙丁胺醇气雾剂使用过程中需要注意哪些问题？

**答：** 沙丁胺醇气雾剂长期使用可形成耐药性，不仅疗效降低，而且有加重气喘的危险，因此对经常使用者，应同时使用吸入或全身激素治疗。症状较重、需要每天多次吸入本药者，应及时就医，请专业的医师或药师治疗和用药，而不能无限制地增加剂量而延误病情。

　　少数病例使用本药可出现肌肉震颤、外周血管舒张及代偿性心率加速、头痛、不安、过敏反应等不良反应，应予以注意。


**Q10** COPD 患者能长期使用茶碱类药物吗？

**答：** 很多 COPD 患者使用过茶碱类药物，常用的有氨茶碱、二羟丙茶碱（喘定）、多索茶碱等。这类药物具有扩张支气管、抗感染、增强膈肌力量的作用，能增强低氧呼吸驱动。其中，氨茶碱水溶性较高，易于溶解和吸收。但氨茶碱碱性较高，局部刺激性大，口服易引起恶心、呕吐、食欲下降等胃肠道反应。氨茶碱的副作用包括对中枢神经和心脏的兴奋作用，出现焦虑、震颤、烦躁不安、头痛和心慌等症状。静脉注射氨茶碱过快或剂量过大，还可引起心律失常、血压下降、胸闷、躁动、惊厥甚至猝死。因此，应用氨茶碱要监测血浆茶碱浓度。在不能监测血浆茶碱浓度的情况下应密切注意日用药总量，综合考虑机体对茶碱代谢的个体差异，以及影响茶碱代谢的诸多因素，并注意有无茶碱中毒的前兆症状，如精神症状或心慌等。长期治疗时，患者应定期随访，在医师或药师指导下正确用药。

王小华　于　涛

# 疾病五　支气管扩张

───── 疾 病 概 述 ─────

## 概述

支气管扩张（bronchiectasis）是由于不同病因引起气道及其周围肺组织的慢性炎症，造成气道壁损伤，继之管腔扩张和变形。临床表现为慢性咳嗽、咳痰、间断咯血和反复肺部感染。

支气管扩张是一种常见的慢性呼吸道疾病，病程长，病变不可逆转。多数为获得性，多见于儿童和青年。大多继发于急、慢性呼吸道感染和支气管阻塞后，患者多童年时期有麻疹、百日咳或支气管肺炎等病史。但目前社会对本病的关注不够，无普通人群患病率的流行病学资料。国外流行病学显示，该病的患病率随年龄增长而增高。

## 分类

支气管扩张分类依据为支气管扩张的严重程度和远端支气管、细支气管的闭塞程度，结合病理和支气管造影，可将其分为三类。

1. 柱状支气管扩张　支气管直径轻度扩大，边缘整齐，扩张远端呈方形，并突然中断。

2. 囊柱形支气管扩张　支气管扩张较柱状显著，由于同时有局部较狭窄处，使外缘呈静脉曲张样不规整，扩张远端呈球形，其远端闭塞也较柱状为重。

3. 囊状支气管扩张　支气管扩张中最严重的一种，扩张的支气管的外缘呈球形，越向周围其扩张程度越大。

### 🍎 发病原因

支气管扩张是由多种疾病引起的一种病理性改变。囊性肺纤维化、各种感染、气管支气管先天或获得性的异常改变、气道纤毛功能异常、先天或获得性免疫功能低下等，均可导致支气管扩张。

1. 既往下呼吸道感染　下呼吸道感染是儿童及成人支气管扩张最常见的病因，占 41%～69%，特别是细菌性肺炎、百日咳、支原体感染及病毒感染。

2. 结核及非结核分枝杆菌　支气管和肺结核是我国支气管扩张的常见病因，尤其是肺上叶支气管扩张。非结核分枝杆菌感染也可导致支气管扩张，同时支气管扩张患者气道也易分离出结核分枝杆菌，尤其是中老年女性。因此，这种情况下建议进行评估和随访，明确是定植还是感染。

3. 异物或误吸　儿童下气道异物吸入是最常见的气道阻塞的原因，成人也可因吸入异物或气道内肿瘤阻塞导致支气管扩张，但相对少见。

4. 大气道先天异常　可见于先天性支气管软骨发育不全、巨大气管-支气管症，马方综合征及食管气管瘘。

5. **免疫功能缺陷**　病因未明的支气管扩张患者中有 6%～48%存在抗体缺陷。免疫功能缺陷者并不一定在婴幼儿期发病，也可能在成人后发病，严重、持续或反复的感染，尤其是多部位感染或机会性感染，应怀疑免疫缺陷的可能。

6. **纤毛功能异常**　原发性纤毛不动综合征患者多同时合并其他有纤毛部位的病变，几乎所有患者均合并上呼吸道症状（流涕、嗅觉丧失、鼻窦炎、听力障碍、慢性扁桃体炎）及男性不育、女性异位妊娠等，上呼吸道症状多始于新生儿期。

7. **其他气道疾病**　对于支气管扩张者应评估是否存在变应性支气管肺曲菌病（allergic bronchopulmonary aspergillosis，ABPA）；支气管哮喘也可能是加重或诱发支气管扩张的原因之一；弥漫性泛支气管炎多以支气管扩张为主要表现，虽然在我国少见，但仍需考虑。

8. **结缔组织疾病**　2.9%～5.2%的类风湿关节炎患者肺部高分辨率 CT 检查可发现支气管扩张，因此支气管扩张患者均要考虑类风湿关节炎病史，合并类风湿关节炎患者预后更差。

9. **炎症性肠病**　支气管扩张与溃疡性结肠炎明确相关，炎症性肠病患者出现慢性咳嗽、咳痰时，应考虑是否合并支气管扩张。

10. **其他**　如毒性物质吸入，氨气、氯气和二氧化氮直接损伤气道，改变气道结构和功能等。

### 🫁 临床表现

1. **症状**　咳嗽是支气管扩张最常见的症状（＞90%），且多伴有咳痰（75%～100%），痰液可为黏稠性，黏液脓性或脓性。合并感染时咳嗽和咳痰量明显增多，可呈黄绿色脓痰，重症患者可达每天数百毫升。收集痰液并于玻璃瓶中静置后可出现分层现象：上层为泡沫，下悬脓性成分，中层为浑浊黏液，最下层为坏死沉淀组织。但目前这种典型的痰液分层现象较少见。72%～83%患者伴有呼吸困难，这与支气管扩张的严重程度相关。半数患者可出现不同程度的咯血，多与感染相关。咯血症状可从痰液中带血至大量咯血，咯血量与病情严重程度、病变范围并不完全一致。部分患者以反复咯血为唯一症状，临床上称为"干性支气管扩张"，约 1/3 患者可出现非胸膜性疼痛。支气管扩张患者常伴有焦虑、发热、乏力、食欲缺乏、消瘦、贫血及生活质量下降。

2. 体征　　听诊闻及湿啰音是支气管扩张的特征性表现，以肺底部最多见，多自吸气早期开始，吸气中期最响亮，持续至吸气末期。约 1/3 患者可闻及哮鸣音或粗大的干啰音。有些病例可见杵状指（趾）。部分患者可出现发绀。晚期合并肺源性心脏病的患者可出现右心衰竭体征。

## 🍎 治疗选择

1. 清除过多的分泌物　　以病变区域不同进行体位引流，并配合雾化吸入。有条件的医院可通过纤维支气管镜行局部灌洗。

2. 抗感染　　支气管扩张患者感染的病原菌多为革兰氏阴性杆菌，常见流感嗜血杆菌、肺炎克雷伯杆菌、铜绿假单胞菌等，可针对这些病原菌选用抗生素，应尽量做痰液细菌培养和药敏试验，以指导治疗。伴有基础疾病（如纤毛不动症）者，可根据病情，长期使用抗生素治疗。

3. 提高免疫力　　低丙种球蛋白血症、IgG 亚类缺乏者，可用丙种球蛋白治疗。

4. 手术治疗　　病变部位肺不张长期不愈，病变部位不超过一叶或一侧者，反复感染药物治疗不易控制者，可考虑手术治疗。

## 预后

预后取决于支气管扩张范围和有无并发症，支气管扩张局限者，积极治疗可改善生活质量和延长寿命。支气管扩张范围广泛者易损害肺功能，甚至发展为呼吸衰竭而死亡。大咯血也可严重影响预后。

## 药 物 治 疗

### 治疗目标

帮助患者改善肺功能，缓解病情，控制感染，减轻日间症状，并减少急性加重的次数，提高患者的生活质量。

### 常用治疗药物

支气管扩张常用治疗药物见表5。

支气管扩张除表5所列治疗药物外，还需要氨溴索（祛痰）、左氧氟沙星、阿奇霉素（抗炎），具体见急性上呼吸道感染疾病常用治疗药物。

### 联合用药注意事项

（1）红霉素为抑菌剂，可干扰青霉素的杀菌效能；红霉素可抑制卡马西平和丙戊酸等抗癫痫药的代谢，导致其血药浓度增高而发生毒性反应。与阿芬太尼合用可抑制后者的代谢，延长其作用时间。与阿司咪唑或特非那定等抗组胺药合用可增加心脏毒性，与环孢素合用可使后者血药浓度增加而产生肾毒性。

表5 支气管扩张常用治疗药物

| 常用药物 | 适应证 | 禁忌证 | 服用时间 | 不良反应 | 储存条件 |
|---|---|---|---|---|---|
| 氯化铵 | 适用于干咳及痰不易咳出等 | ①肝肾功能严重损害者,尤其是肝性脑病、肾衰竭、尿毒症者禁用;②镰状细胞性贫血患者及代谢性酸中毒患者禁用 | 餐后 | 可引起恶心、呕吐、胃痛等刺激症状 | 密闭储存,注意防潮 |
| 乙酰半胱氨酸 | 用于分泌大量黏稠痰液的慢性呼吸道感染的祛痰治疗 | 对乙酰半胱氨酸过敏者禁用。禁用80℃以上的热水溶解 | 遵医嘱 | ①口服偶尔发生恶心、呕吐、上腹部不适、腹泻、咳嗽等不良反应,一般减量或停药即缓解;②罕见皮疹和支气管痉挛等过敏反应 | 遮光、密闭,在干燥处保存 |
| 溴己新 | 用于慢性支气管炎、哮喘、支气管扩张、矽肺等有白色黏痰又不易咳出的患者 | 对本药过敏者禁用胃炎或胃溃疡患者慎用 | 餐后服用 | ①偶有恶心、胃部不适、减量或停药后可消失;②严重的不良反应为皮疹、遗尿等 | 密封保存 |
| 鲜竹沥水 | 适用于肺热咳嗽痰多稠、气喘胸闷、卒中强舌、痰涎壅盛、小儿痰热惊风 | 本品性寒滑,寒痰及便溏者忌用 | 内服30~50克,餐时冲服 | 鲜竹沥的副作用主要是腹泻 | 避光、密闭储藏于阴凉处 |
| 多索茶碱 | ①适用于支气管哮喘、喘息性慢性支气管炎;②其他支气管痉挛引起的呼吸困难 | ①对本品或黄嘌呤衍生物类药物过敏者、急性心肌梗死者禁用;②心脏病患者、高血压患者、甲状腺功能亢进患者、心律失常者,以及活动性胃、十二指肠溃疡患者慎用 | 餐前或餐后3小时服用 | ①常见的不良反应为恶心、呕吐、胃部不适、食欲缺乏、头痛、烦躁、易激动、失眠等;②少见的反应有接触性皮炎、湿疹、脱皮等过敏反应,以及由于胃肠道刺激引起的血性呕吐物、柏油样便等 | 遮光、密封保存 |

（续表）

| 常用药物 | 适应证 | 禁忌证 | 服用时间 | 不良反应 | 储存条件 |
|---|---|---|---|---|---|
| 头孢他啶 | ①敏感革兰氏阴性杆菌所致的败血症、下呼吸道感染、腹腔和胆道感染、复杂性尿路感染和严重皮肤软组织感染等；②对于由多种耐药革兰氏阴性杆菌引起的免疫缺陷者感染、医院内感染，以及革兰氏阴性杆菌或铜绿假单胞菌所致中枢神经系感染尤为适用 | ①对该品或其他头孢菌素类药物过敏的患者禁用；②有黄疸的新生儿或有黄疸重倾向的新生儿禁用 | 下呼吸道感染每天2～3次静脉滴注 | ①胃肠道：恶心、腹泻、呕吐、腹痛等；②过敏反应：皮疹、等麻疹、皮肤瘙痒、嗜酸粒细胞增多；③中枢神经系统：头痛、眩晕、味觉异常；④其他：血清肝酶、血尿素氮（BUN）、肌酐增高 | 遮光、密闭，在凉暗处保存 |
| 头孢哌酮钠舒巴坦钠 | 敏感菌引起的上下呼吸道感染；上、下泌尿道感染；胆囊炎、胆管炎和其他胆腔内感染；腹膜炎、败血症；脑膜炎；皮肤和软组织感染等 | ①对本品任何成分过敏者禁用、β-内酰胺类药物过敏者慎用；②严重胆囊疾患、严重肾功能不良者慎用；③用药期间禁酒及禁服含酒精药物 | 12小时静脉滴注1次儿童每6～12小时静脉滴注一次 | ①主要为胃肠道反应，如稀便或轻度腹泻、恶心、呕吐等；②过敏反应：斑丘疹、等麻疹、嗜酸粒细胞增多，药物热，这些过敏反应易发生在有过敏史，特别是对青霉素过敏的患者中 | 密闭，在阴暗干燥处（避光并不超过20℃）保存 |
| 甲硝唑 | 厌氧菌感染的治疗 | ①用药期间禁止饮酒；②有活动性中枢神经系统疾患和血液病者禁用；③孕妇女哺乳期妇女禁用 | 每天3次，餐后服用 | ①15%～30%病例出现不良反应，包括恶心、以消化道反应最常见、呕吐、食欲缺乏、腹部绞痛，一般不影响治疗；②神经系统症状有头痛、眩晕、偶有感觉异常、肢体麻木、共济失调，多发性神经炎等，大剂量可致抽搐 | 遮光、密封保存 |

（续表）

| 常用药物 | 适应证 | 禁忌证 | 服用时间 | 不良反应 | 储存条件 |
|---|---|---|---|---|---|
| 红霉素 | 上呼吸道医疗操作时的预防用药（青霉素的替代用药） | 对红霉素类药物过敏者禁用 | 3~4 次/天餐时服用 | ①胃肠道反应多见，有腹泻、恶心、呕吐、中上腹痛、口舌疼痛、胃纳减退等；②肝毒性少见，患者可有乏力、恶心、呕吐、腹痛、发热及肝功能异常、偶见黄疸等；③大剂量（≥4 克/天）应用时，尤其肝、肾疾病患者或老年患者，可能引起听力减退，停药后大多可恢复 | 密封，在干燥处保存 |

（2）大剂量使用头孢他啶，并合用有肾毒性的抗生素（如氨基糖苷类）或强利尿剂（如呋塞米），可加重肾功能的损害。

（3）患者合并气流受阻，使用茶碱类药物舒张支气管治疗，茶碱的有效浓度为 10～20 微克/毫升，当血清浓度超过 20 微克/毫升即可出现心动过速、心律失常，血清中茶碱超过 40 微克/毫升可发生发热、失水、惊厥等症状，严重者甚至呼吸、心跳停止致死。与一些抗菌药物［如大环内酯类的红霉素、罗红霉素、克拉霉素、氟喹诺酮类（如依诺沙星、环丙沙星、氧氟沙星、左氧氟沙星等）］合用时，可降低茶碱清除率，使其血药浓度升高，不良反应增加，故与上述药物合用时，应适当减量或监测茶碱血药浓度。

### 特殊人群用药指导

1. 儿童用药指导　儿童一些重要器官，如肝、肾均未发育成熟，肝酶的分泌不足或缺乏，肾清除功能较差，应避免使用毒性大的、不良反应较严重的药物。抗菌药物的选择：一般情况下不要随便使用抗生素，非用不可时，也应选毒性作用小的药物。喹诺酮类药物盐酸左氧氟沙星影响儿童软骨组织发育，应禁用。

2. 老年人用药指导　使用最低的有效量，一般使用成人量的 1/2 或 1/3 作为起始量；老人吞咽片剂或胶囊剂有困难，多选用液体剂型或冲剂、口服液。老人使用缓控释制剂应慎重，不提倡自购、自服药物或保健品。

3. 孕妇及哺乳期妇女用药指导　妊娠期用药，避免多个药物处方，尽可能选择 B 类药。要注意妊娠早期是胎儿身体各部分及器官的分化阶段，药物致畸容易发生在此阶段，妊娠中、晚期用药的安全性增加。

4. 肝、肾功能不全者用药指导　　头孢哌酮钠舒巴坦钠、左氧氟沙星、阿奇霉素等有一定的肝损害，治疗过程中应监测肝肾功能，及时调整给药剂量和给药频次。在发挥药物治疗作用的同时，降低患者肝肾功能的损害。

## 用药案例解析

### 案 例 · 1

**病史**：患者，女，78 岁，退休工人，因"反复咯血 30 余年，咳痰 20 余年，气急 5 年，再发咯血 1 天"来急诊就诊。初步病史采集：30 年前无明显诱因出现咯血，曾在院外止血治疗后好转出院，但其后反复于劳累或受凉后出现咯血，多次住院治疗后好转。20 年前患者开始出现咳嗽咳痰，痰为黄绿色脓痰，经抗感染等对症治疗后可有所好转，后仍于受凉或抵抗力低下时出现，多次住院治疗后好转。5 年前无明显诱因出现胸闷气急，稍活动后出现，休息后可缓解，多次医院就诊。1 天前洗澡后咯血约 40 毫升，鲜红色血液，无血凝块，无胸闷气促，无畏寒、发热及胸痛，来笔者所在医院急诊，予以神经垂体素针和哌拉西林钠他唑巴坦钠抗感染等处理后咯血有所好转，现在痰中带有少量暗红色血块，急诊拟"支气管扩张伴咯血"收入院。

**解析**：初步病史采集后，因患者有反复咳嗽、咳痰、间断咯血等症状，首先考虑支气管扩张。咯血治疗：该患者入院后评估咯血减少，无大咯血，可予一般止血治疗，首选神经垂体素，出血停止 3 天后再继续使用 2～3 天巩固疗效。此外，促凝血药如抗纤维蛋白溶解药物氨基己酸或氨甲苯酸、增加毛细血管抵抗力和血小板功能药物，如酚磺乙胺、凝血酶等常用止血药物可酌情使用；抗感染治疗：既往有铜绿假单胞菌感染的高危因素或此次住院痰为黄绿色，且细菌涂片或培养出铜绿假单胞菌，结合临床表现，考虑致病菌时，抗生素需常规覆盖铜绿假单胞菌，若为敏感铜绿假单胞菌抗生素可考虑头孢他啶等三代头孢菌素、头孢吡肟等四代抗生素、β-内酰胺类/酶抑制剂、碳青霉烯类和环丙沙星，或联合氨基糖苷类进行治疗。中介耐药类铜绿假单胞菌则需增加用药剂量或频次。耐药铜绿假单胞菌则治疗相对困难，目前推荐使用碳青霉烯类联合喹诺酮类。

## 案·例·2

**病史**：患者，男，67岁，20年来反复咳嗽咳痰，痰液多为黄色黏稠，着凉感冒后痰量增多，7天前着凉后咳嗽加重，痰液为黄绿色。痰培养提示铜绿假单胞菌和肺炎克雷伯杆菌生长，给予头孢哌酮钠舒巴坦钠、左氧氟沙星抗感染治疗。治疗过程中患者出现恶心、呕吐等胃肠道反应。

**解析**：头孢哌酮钠舒巴坦钠、左氧氟沙星抗感染治疗可覆盖上述致病菌，但头孢哌酮钠舒巴坦钠、左氧氟沙星均有胃肠道不良反应，二者长时间用药易发生假膜性小肠结肠炎，药物不良反应是治疗过程中不可避免的，应合理饮食，如不能耐受，及时与医生或药师沟通。

## 案·例·3

**病史：** 患者，男，60岁，反复咳嗽咳痰10余年，6天前患者因"喉咙不适"来笔者所在医院急诊治疗，自述咳嗽，咳黄绿色脓痰，走路气促加重，休息后缓解。有长期吸烟史。诊断为支气管扩张合并感染，肾功能不全。给予多索茶碱扩张支气管，痰培养提示铜绿假单胞菌生长，选择对铜绿假单胞菌有效的哌拉西林钠他唑巴坦钠经验性抗感染治疗。

**解析：** 该患者肾功能不全，根据肌酐清除率调整哌拉西林钠他唑巴坦钠剂量；肝、肾功能不全者，使用某些药物后，血清茶碱浓度的维持时间往往显著延长。此时应酌情调整用药剂量或延长用药间隔时间。吸烟者可影响茶碱类药物的药理作用，应注意在医生或药师的指导下用药。

### 温馨提示

（1）患者应在医师或药师指导下调整药物治疗方案，不得随意减量或停药。

（2）患者在服用抗菌药物期间不宜饮酒。

## 用药常见问题解析

**Q1** 支气管扩张常用的祛痰药有哪些？

**答：** 痰是呼吸道炎症的产物，可刺激呼吸道黏膜引起咳嗽症状，并可加重感染。祛痰剂有助于帮助恢复纤毛摆动功能，并使黏稠痰液变稀薄，有利于咳出。祛痰药可分为三类：

1）恶心性和刺激性祛痰药：①恶心性祛痰药，如氯化铵、愈创甘油醚，口服后可刺激胃黏膜，引起轻度恶心，能反射性引起呼吸道分泌物增加从而稀释痰液，易于咳出；②刺激性祛痰药，是一些挥发性物质，如桉叶油、安息香町等，加入沸水中，其蒸汽挥发也可刺激呼吸道黏膜，增加分泌，使痰液稀释便于咳出。

2）痰液溶解剂：分解痰液中的黏性成分，使痰液液化，黏滞性降低而易咳出，如乙酰半胱氨酸。

3）黏液调节剂：作用于气管和支气管的黏液产生细胞，使分泌物黏滞性降低，痰液变稀而易咳出。常用的药物有溴己新，口服，每次 8～16 毫克，每天 3 次；氨溴索，口服，每次 30 毫克，每天 3 次；鲜竹沥水，口服，每次 10 毫升，每天 3 次；也可使用溴己新、氨溴索雾化吸入或静脉注入降低痰液黏稠度，便于痰液排出。静脉滴注的用量：溴己新每次 8 克或氨溴索每次 15～30 毫克，每天 2 次。

## Q2　支气管扩张出现什么症状需要使用抗菌药物？

**答：** 支气管扩张是一种慢性疾病，即使在稳定期也会有轻度咳嗽、咳痰，偶尔有少量血丝等临床症状；部分老年患者由于长期患病影响肺功能，可能有轻度呼吸困难，活动后胸闷、气促等。这些情况并不需要进行抗感染治疗。多种因素决定了支气管扩张患者初始抗生素治疗的时机，其中最重要的是，患者咳嗽的严重程度和频率、痰量和痰的性状、是否出现咯血和急性加重的严重程度和频率。若患者出现发热，体温超过 38℃，咳嗽加重影响休息，或者咳痰量增加，每天 100 毫升左右或更多、出现黄绿色脓臭痰，咯血，整口鲜血，每次咯血量在 50 毫升以上，提示病情处于急性加重期，需要及时就医并在医生指导下使用抗菌药物。

**Q3** 支气管扩张感染常见的细菌有哪些，通常用什么药物治疗？

**答：** 支气管扩张感染常见的细菌有大肠杆菌、肺炎克雷伯菌及铜绿假单胞菌等，其中以铜绿假单胞菌最多见。由于肺部正常结构被破坏，免疫功能下降，这些细菌可长期存在于患者的肺部，即使使用了很有力的抗感染药物，也不一定能将其完全清除。这些不能被抗感染药物清除消灭的病原菌就会长期留在病变部位，在机体抵抗力下降时，重新繁殖生长，使原症状再次复发。这样循环往复，反复住院和经常使用抗菌药物，就会使细菌对药物产生抗药性。

通常，轻症患者可选用的抗菌药物有口服喹诺酮类左氧氟沙星，每次 500 毫克，每天 1 次；对于重症患者，常需静脉联合用药，可选用的抗菌药物有头孢他啶、帕拉西林钠他唑巴坦钠、头孢哌酮钠舒巴坦钠等联合阿米卡星或环丙沙星；如患者痰液有臭味，常提示合并厌氧菌混合感染，可加甲硝唑或替硝唑。对于稳定期的重症患者，可口服小剂量红霉素，每次 250 毫克，每天 2 次，8 周或更长时间，具有调节免疫、减少痰液分泌、预防和延缓肺功能下降的作用。

**Q4** "病好了"就可以立即停药了吗？

**答：** 应该具体问题具体分析，因为有些症状在使用药物得到控制后，不能突然停止使用，否则会导致支气管扩张症状的反复发作。

又如，祛痰止咳类药物，只能消除表面症状，其用药的目的不是为了直接治疗疾病，而是让症状减轻。对于这一类药物，一旦症状消失，即可停药，长期使用，不仅是一种负担，也是一种浪费，更重要的是，会产生许多不良反应，损害重要脏器。

例如，使用抗生素进行抗感染治疗时一般都需要使用3～15天。前2天使用抗生素刚达到治疗效果，消除了大部分致病菌，若此时感觉症状消除停用抗生素，几天后剩余的致病菌会迅速繁殖，导致支气管扩张反复而又重新使用抗生素，反复使用抗生素会使细菌产生耐药性，治疗难度增加。

支气管扩张病情复杂，治愈后易复发，为巩固疗效，防止复发，一般使用抗生素应遵医嘱按疗程服用，缓慢停药。

## Q5 使用茶碱类药物的注意事项有哪些？

**答：** ①茶碱类药物有效浓度范围窄，个体差异大，有条件者应定期监测血清茶碱浓度，以保证最大的疗效而降低发生血药浓度过高的危险性。②尼古丁可增加茶碱的代谢，降低疗效，吸烟者可影响本药的药理作用，应注意在医生或药师的指导下用药。③用药时避免饮用含咖啡因的饮料或食品。避免大量食用巧克力，以免增加药品的不良反应。④茶碱类药物受其他药物相互作用影响较大，如红霉素、依诺沙星、西咪替丁、肝酶诱导药物等，请在医生或药师的指导下使用。⑤肝、肾功能不全者，使用某些药物后，血清茶碱浓度的维持时间往往显著延长。此时应酌情调整用药剂量或延长用药间隔时间。

**Q6** 食物对药品的影响有哪些，平常用药时要注意哪些情况？

**答：** 药物和食物在人体内的相互作用是复杂的，有物理反应，有化学反应，可影响药物在体内的吸收、代谢、排泄，食物可促进药物的吸收，增加治疗效果，也可增加毒性，也可阻碍药的吸收，降低疗效，也可降低毒性。

支气管扩张常用的药物中，使用头孢类药物时，少量饮酒也会发生双硫仑样反应，老年人、儿童、心脑血管疾病及对乙醇敏感者更为严重，因此用药期间禁止饮酒。茶碱类药物个体差异大，不良反应严重，尼古丁和咖啡因均可影响茶碱的代谢，因此使用茶碱类药物期间，抽烟、饮用含咖啡因的饮料均会影响药物疗效，使用茶碱类药物时应控制饮食，或在医生或药师的指导下用药。

**Q7** 药品在餐前服用还是在餐后服用？

**答：** 药品服用时间尤为重要，往往也是比较容易被人们忽视的环节。例如，大环内酯类药物，进食可影响阿奇霉素的吸收，故需在饭前 1 小时或饭后 2 小时服用。氨溴索、溴己新有胃肠道不良反应，不宜在空腹时服用，建议餐后服用。不同的药品性质不同，服用时间也不同，服用前请仔细阅读药品说明书，也可咨询医生或药师，在医生或药师的指导下用药。

陈昆鹏　于　涛

# 疾病六　肺　炎

## 概述

肺炎是指终末气道、肺泡和肺间质的炎症，可由病原微生物、理化因素、免疫损伤、过敏及药物所致。社区获得性肺炎和医院获得性肺炎年发病率分别为 12/1000 和 5/1000～10/1000，近年发病率有增加的趋势。肺炎病死率：门诊肺炎患者＜1%～5%，住院患者平均为 12%，入住重症监护病房者约 40%。发病率和病死率高的原因与社会人口老龄化、吸烟、伴有基础疾病和免疫功能低下有关。此外，亦与病原体变迁、新病原体出现、病原学诊断困难、不合理使用抗菌药物导致细菌耐药性增加等有关。

## 分类

肺炎按照患病环境分为社区获得性肺炎（CAP）和医院获得性肺炎（HAP）。CAP 是指在医院外罹患的感染性肺实质炎症，包括具有明确潜伏期的病原体感染而在入院后平均潜伏期内发病的肺炎。HAP 是指患者入院时不存在、也不处于感染潜伏期，而于入院 48 小时后在医院（包括老年护理院、康复院等）内发生的肺炎。

## 发病原因

正常的呼吸道免疫防御机制使气管隆突以下的呼吸道保持无菌。是否发生肺炎取决于两个因素：病原体和宿主因素。如果病原体数量多，毒力强和（或）宿主呼吸道局部及全身免疫防御系统损害，即可发生肺炎。病原体可通过下列途径引起社区获得性肺炎：①空气吸入；②血行播散；③邻近感染部位蔓延；④上呼吸道定植菌的误吸。医院获得性肺炎还可通过误吸胃肠道的定植菌（胃食管反流）和通过人工气道吸入环境中的致病菌引起。病原体直接抵达下呼吸道后，孳生繁殖，引起肺泡毛细血管充血、水肿，肺泡内纤维蛋白渗出及细胞浸润。

## 临床表现

细菌性肺炎的临床表现为急性起病，高热，可伴有寒战，脓痰、褐色痰或血痰，胸痛，外周血白细胞明显升高，CRP 升高，肺部实变体征或湿啰音，影像学可表现为肺泡浸润或实变呈叶段分布。支原体或衣原体性肺炎的临床表现为年龄 <60 岁，基础病少，持续咳嗽，无痰或痰涂片检查未发现细菌，肺部体征少，外周血白细胞 $<10 \times 10^9$/升，影像学可表现为上肺野和双肺病灶、小叶中心性结节、树芽征、磨玻璃影及支气管壁增厚，病情进展可呈实变。病毒性肺炎的临床表现为多数具有季

节性，可有流行病学接触史或群聚性发病，急性上呼吸道症状，肌痛，外周血白细胞正常或减低，降钙素原＜0.1 微克/升，抗菌药物治疗无效，影像学表现为双侧、多叶间质性渗出，磨玻璃影，可伴有实变。

## 治疗选择

（1）抗感染治疗：CAP 感染的病原菌多为肺炎支原体、肺炎链球菌、肺炎衣原体和流感嗜血杆菌等，HAP 常见的病原体为鲍曼不动杆菌、铜绿假单胞菌、金黄色葡糖球菌和肺炎克雷伯菌等，可针对这些病原菌选用抗生素，应尽量做痰液细菌培养和药敏试验，以指导治疗。

（2）支持疗法：休息、补液、营养支持等。

（3）并发症的处理：对于合并呼吸困难的患者，使用呼吸机辅助通气；对于伴有咳嗽、咳痰的患者，给予镇咳、祛痰药对症处理等。

## 预后

大多数 CAP 患者经抗感染治疗后，症状减轻，预后良好。部分急性发作、多重耐药菌感染、伴有并发症及免疫力底下（超过 65 岁人群）患者病程较一般患者长，但经过联合用药后，预后也较好。根据发生 HAP 的时间不同，分为早发 HAP 和晚发 HAP。早发 HAP 指住院 4 天内发生的肺炎，通常由敏感菌引起，预后好；晚发 HAP 是指住院 5 天或 5 天以后发生的肺炎，致病菌常为多重耐药菌（MDR），病死率高。

# 药 物 治 疗

## 🍒 治疗目标

确定病原菌，尽早合理使用抗生素进行抗感染治疗，改善患者临床症状，提高预后。

## 🍒 常用治疗药物

肺炎常用治疗药物见表6。

## 🍒 联合用药注意事项

四环素类、磺胺类等与β-内酰胺类抗生素联用时可产生拮抗作用，使其杀菌作用受到抑制。β-内酰胺类抗生素不能与重金属，尤其是铜、锌、汞配伍。

头孢类药物与肾毒性药物（氨基糖苷类、强效利尿剂）合用加重肾损害，肾功能不全者需注意。头孢类药物与乙醇可能发生双硫仑样反应，在使用此药期间应忌酒。双硫仑样反应又称双硫醛样反应或酒醉貌反应，系指双硫仑抑制乙醛脱氢酶，阻挠乙醇的正常代谢，致使饮用少量乙醇也可引起乙醛中毒的反应。该反应会出现头晕、头痛、恶心、呕吐、心慌、乏力，重症患者会出现喉痉挛、呼吸抑制、心力衰竭甚至死亡。

## 🍒 特殊人群用药指导

1. 儿童、青少年用药指导　　8岁以下儿童禁用四环素和其他四环素类药物。18岁以下儿童禁用喹诺酮类药物。氨基糖苷类

表 6 肺炎常用治疗药物

| 常用药物 | 适应证 | 禁忌证 | 服用时间 | 不良反应 | 储存条件 |
|---|---|---|---|---|---|
| 阿莫西林钾克拉维酸钾 | 由 β-内酰胺酶产生菌嗜血杆菌或摩拉克菌引起下呼吸道感染 | 对青霉素类药物过敏者或肝功能不全患者禁用 | 餐时或餐后服用,请遵医嘱 | 与阿莫西林类似 | 密闭、凉暗(避光并不超过20℃),干燥处保存 |
| 头孢曲松 | 用于敏感致病菌所致的下呼吸道感染 | 对头孢菌素类抗生素过敏者禁用 | 注射剂请遵医嘱 | ①局部反应有静脉炎;②皮疹、瘙痒、发热、支气管痉挛和血清病等过敏反应;③头痛或头晕、④腹泻、恶心、呕吐、腹痛、结肠炎、黄疸、胀气、味觉障碍和消化不良等消化道反应 | 遮光、密闭,在阴凉干燥处(不超过20℃)保存 |
| 头孢噻肟 | 本品适用于敏感细菌所致的肺炎及其他下呼吸道感染 | 对头孢菌素过敏者及有青霉素过敏性休克或即刻反应史者禁用本品 | 注射剂请遵医嘱 | ①皮疹和药物热、瘙痒、恶心、呕吐、食欲缺乏等;②碱性磷酸酶或血清氨基转氨酶轻度升高、暂时性血尿素氮和肌酐升高等;③白细胞减少、嗜酸粒细胞增多或血小板减少;④头痛、麻木、呼吸困难和面部潮红 | 密闭、在阴暗(柔指避光并不超过20℃)干燥处保存 |
| 头孢西丁 | ①本品适用于敏感细菌引起的上、下呼吸道感染;②本品对厌氧菌有效及对β-内酰胺酶稳定,故特别适用于需氧及厌氧菌混合感染,以及对由于产 β-内酰胺酶而对本品敏感的细菌引起的细菌感染 | 对本品及头孢菌素类过敏者禁用 | 注射剂请遵医嘱 | ①静脉注射后可出现血栓性静脉炎、肌内注射后可有局部硬结注射痛;②皮疹、瘙痒、发热、呼吸困难等;③低血压、腹泻、恶心、呕吐、贫血;白细胞减少、血小板减少、贫血;④谷丙转氨酶、谷草转氨酶、碱性磷酸酶、乳酸脱氢酶、血尿素氮或血清肌酐值一过性升高 | 密闭,在凉暗(不超过20℃)干燥处保存 |

（续表）

| 常用药物 | 适应证 | 禁忌证 | 服用时间 | 不良反应 | 储存条件 |
|---|---|---|---|---|---|
| 哌拉西林钠他唑巴坦钠 | ①适用于治疗已检出或疑为敏感细菌所致的下呼吸道感染;②适用于治疗多种细菌混合感染,包括怀疑存在需氧菌和厌氧菌感染的上、下呼吸道感染 | 禁用于对任何β-内酰胺类抗生素（包括青霉素类和头孢菌素类）或β-内酰胺酶抑制剂过敏的患者 | 注射剂请遵医嘱 | ①皮肤反应;②中毒性表皮坏死症、皮肤黏膜眼症状群;③急性肝炎、肝功能坏死、黄疸;④急性肾功能不全、间质性肾炎;⑤全血细胞减少、无颗粒细胞症、血小板减少、溶血性贫血;⑥假膜性肠炎;⑦间质性肺炎、肺嗜酸粒细胞浸润症状群;⑧横纹肌溶解症 | 密闭、在阴暗（避光）干燥处保存,光并不超过20℃ |
| 莫西沙星 | 适用于支原体、衣原体、肺炎链球菌及军团菌引起的社区获得性肺炎 | ①已知对莫西沙星的任何成分,或其他喹诺酮类,或任何辅料过敏者;②妊娠和哺乳期妇女;③由于缺乏肝功能严重损伤者和肝转氨酶升高大于5倍正常值上限的患者使用莫西沙星的临床数据,该药在这类患者中禁止使用;④禁用于18岁以下患者 | 口服药物进食或空腹皆可,注射剂清遵医嘱 | ①常见:γ谷氨酰转肽酶增高;②少见:室性心动过速、低血压、低血钾、水肿、抗生素所致结肠炎、各种临床表现的癫痫发作、幻觉、肾脏损伤和肾衰竭 | 口服剂避光、低于25℃密封保存,注射剂避光、密闭,在15℃以上保存 |

（续表）

| 常用药物 | 适应证 | 禁忌证 | 服用时间 | 不良反应 | 储存条件 |
|---|---|---|---|---|---|
| 亚胺培南西司他丁钠 | ①本品特别适用于多种病原体所致和需氧/厌氧菌引起的混合感染，以及在病原菌未确定前的早期治疗；②本品适用于由敏感细菌引起的下呼吸道感染 | 本品禁用于对本品任何成分过敏的患者 | 注射剂　请遵医嘱 | ①红斑、局部疼痛和硬结、血栓性静脉炎；②皮疹、荨麻疹、多形性红斑、约德逊综合征、血管性水肿、念珠菌病、发热（包括药物热及过敏反应）；③恶心、呕吐、腹泻、牙染和（或）舌色斑（假膜性结肠炎）；④嗜酸性细胞增多症、假膜性结肠炎、中性粒细胞减少症，以及凝血酶原时间延长；⑤血清转氨酶升高、胆红素和（或）血清碱性磷酸酶升高；⑥少尿/无尿、多尿；⑦则呼季、精神障碍，包括幻觉、错乱状态或癫痫发作，感觉异常和痉挛病；⑧听觉丧失，味觉异常 | 密闭，25℃以下保存 |
| 美罗培南 | 由单一或多种敏感细菌引起的成人及儿童的肺炎，以及院内获得性肺炎 | ①对本药成分及其他碳青霉烯类抗生素有过敏史的患者；②使用丙戊酸钠的患者 | 注射剂　请遵医嘱 | ①主要不良反应：皮疹、腹泻、软便、恶心、呕吐；②实验室检查主要异常有谷丙转氨酶升高，谷丙转氨酶升高，碱性磷酸酶升高，嗜酸粒细胞增多 | 密闭、软便，室温（10～30℃）保存 |
| 万古霉素 | 本品适用于耐甲氧西林金黄色葡萄球菌及其他细菌所致的肺炎 | ①对本品及糖肽类抗生素、氨基糖苷类抗生素有既往过敏史的患者；②因糖肽类抗生素、氨基糖苷类及其他耳毒患者（可使耳聋加重） | 注射剂　请遵医嘱 | ①休克、过敏性症状；②急性肾功能不全、间质性肾炎；③多种血细胞减少、无粒细胞血症、血小板减少；④皮肤黏膜综合征、脱落性皮炎、中毒性表皮坏死症、假膜性结肠炎；⑤第Ⅷ对脑神经损伤；⑥假膜性、黄疸大肠炎；⑦肝功能损害、黄疸 | 室温（1～30℃）下保存，配制后的溶液应尽早使用，若必须保存，则可保存于室温、冰箱内，在24小时内使用 |

（续表）

| 常用药物 | 适应证 | 禁忌证 | 服用时间 | 不良反应 | 储存条件 |
|---|---|---|---|---|---|
| 替考拉宁 | ①本品可用于治疗各种严重的革兰氏阳性菌感染，包括不能用青霉素类和头孢菌素类的其他抗生素治疗的病人，以及对抗生素治疗失败的，或对其他抗生素耐药的葡萄球菌感染，或对上述抗生素治疗失败的严重葡萄球菌感染，或对其他抗生素耐药的葡萄球菌感染；③本品对呼吸道感染有效 | 对替考拉宁或本品任何辅料过敏者禁用本品 | 注射剂请遵医嘱 | ①局部反应：红斑、局部疼痛、血栓性静脉炎；②变态反应：皮疹、发热、支气管痉挛、过敏反应；③胃肠道症状：恶心、呕吐、腹泻；④血液学：嗜酸性粒细胞增多、白细胞减少、中粒性细胞减少、血小板减少、血小板增多；⑤肝功能：血清转氨酶升和（或）血清碱性磷酸酶增高；⑥肾功能：血清肌酐短暂升高；⑦中枢神经系统：头晕、头痛 | 储存于25℃以下配制好的其他任何溶液立即使用，配制好不能立即使用时，将配制好的溶液在4℃条件下保存，但不得超过24小时 |
| 利奈唑胺 | ①院内获得性肺炎：由金黄色葡萄球菌甲氧西林敏感和耐药的菌株或肺炎链球菌引起的院内获得性肺炎；②由肺炎链球菌引起者、包括伴发的菌血症，或由金黄色葡萄球菌引起的社区获得性肺炎 | ①本品禁用于已知对利奈唑胺或本品其他成分过敏的患者；②正在使用任何能抑制单胺氧化酶A或B的药物的患者，或两周内曾使用过这类药物的患者不应使用利奈唑胺 | 口服制剂和注射剂请遵医嘱 | ①腹泻、头痛和恶心；②呕吐、失眠、便秘、皮疹、头晕、发热、局部腹痛、消化不良、味觉改变、舌变色、瘙痒；③骨髓抑制（包括各细胞、白细胞减少、各类血细胞减少和血小板减少）、周围神经病和视神经病（有的进展至失明）、乳酸性酸中毒 | 口服制剂应和注射剂避光，密封，在15～30℃条件下保存 |

注：其他抗感染药，请参考前面章节。

慎用。具体药物选择应遵医嘱。

2. **老年人用药指导**　由于老年人组织器官功能退化，使用青霉素类、头孢菌素类、大环内酯类、喹诺酮类、四环素类药物时，需监测患者肝功能；使用两性霉素 B、青霉素类、头孢菌素类、喹诺酮类、氨基糖苷类、四环素类、磺胺类药物时，需监测患者肾功能；两性霉素 B 和氨基糖苷类有可能造成内耳结构性损伤，如确需使用，应及时关注患者耳鸣、耳胀、眩晕等耳毒性征兆。具体药物使用应遵医嘱。

3. **孕妇及哺乳期妇女用药指导**　四环素类、氯霉素类、氨基糖苷类、喹诺酮类药物禁用于孕妇及哺乳期妇女，因这些药物可能对胎儿造成不良影响，故应非常慎重。具体药物选择应遵医嘱。但用药期间需在医师的指导下定期开展孕检，严密监测胎儿的发育情况。如果哺乳期妇女感染需接受抗菌药物治疗时，药物对乳儿有不良影响，应暂停哺乳。

4. **肝肾功能异常患者用药指导**

（1）肾功能异常患者：①维持原量或减量使用，大环内酯类、多西环素、氨苄西林、哌拉西林、头孢曲松、头孢哌酮等。此类在肾功能轻度损害时按原剂量治疗，中度以上损害时需要减量。②剂量需做适当调整的药物，青霉素类、头孢菌素类和氟喹诺酮类中的大多数。需根据肾功能减退的情况适当调整剂量。③避免使用的药物，氨基糖苷类、万古霉素、多黏菌素等。

（2）肝功能异常患者：①尽量选择不经肝脏代谢又对肝脏无毒性的药物，避免肝功能的进一步损害。②精简用药种类，减少或停用无特异性治疗作用的药物。③避免选用经肝脏代谢活性的前体药物，直接选用活性母药。④评估肝功能受损程度，结合药物经肝脏清除的程度和肝毒性大小，选择用药。⑤正确解读血药浓度监测结果。

## 🍎 用药案例解析

### 案·例·1

**病史：**患者，女，30岁，孕26周。近期干咳加重入院。入院后查胸片显示磨玻璃样改变，查肺炎支原体抗体IgM阳性，冷凝集试验1:64，考虑患者有支原体肺炎，给予克拉霉素抗支原体治疗。

**解析：**对于支原体感染，主要治疗药物是喹诺酮类、大环内酯类。虽然克拉霉素属于大环内酯类药物，但是克拉霉素在美国食品药品监督管理局（FDA）妊娠分级为C类药物，国内资料大多数提示妊娠期禁用克拉霉素，以免出现药物致畸。该特殊患者应在医生的指导下，选用FDA妊娠分级为B类药物治疗，如红霉素或阿奇霉素。

### 案·例·2

**病史：**患者，男，60岁，因近日咳嗽、咳痰加重入院。入院后痰液微生物培养提示有铜绿假单胞菌生长，药敏试验结果显示对多黏菌素、阿米卡星敏感。参照药敏试验结果给予阿米卡星治疗1周，患者症状控制不佳，复查痰液微生物培养提示仍然有铜绿假单胞菌生长。

**解析：**由于阿米卡星属于高水溶性抗生素，在胆汁、痰液、肺部的分布浓度较低，即使药敏试验结果显示敏感，也不能发挥良好的疗效。

阿米卡星单药使用需要较大剂量才能显示疗效，但不良反应也会增加。在医生的指导下，阿米卡星可联用有一定敏感性的β-内酰胺类药物治疗。

**案·例·③**

**病史：** 患者，男，65岁，既往患有哮喘、贫血。近日因肺炎前往当地医院就诊，门诊给予口服左氧氟沙星抗感染，同时沙美特罗替卡松吸入剂控制哮喘，口服琥珀酸亚铁纠正贫血，但治疗效果不佳。询问用药史时，患者把左氧氟沙星和琥珀酸亚铁同一时间服用。

**解析：** 左氧氟沙星和琥珀酸亚铁同一时间服用，容易发生螯合反应，降低左氧氟沙星的吸收率，造成抗感染治疗的失败。在医生的指导下，应及时调整治疗方案，调整为不与口服铁剂发生药物相互作用的抗菌药物。

**温 馨 提 示**

（1）患者应在医生或药师指导下调整药物治疗方案，不得随意调整剂量或停药。

（2）患者在用药过程中出现不适，应及时联系医生或药师。

## —— 用 药 常 见 问 题 解 析 ——

**Q1** 阿奇霉素合用头孢曲松能治疗社区获得性肺炎吗？

**答：** 阿奇霉素属于快速抑菌剂，能迅速阻断细菌蛋白质的合成，使细菌生长代谢处于静止状态；而头孢曲松属于繁殖期杀菌剂，前者抑制了敏感细菌的生长繁殖，使头孢曲松不能充分发挥杀菌效能，因此这两种抗菌药物合用被列为禁忌。然而，在美国胸科学会修订的《成人社区获得性肺炎处理指南》中特别推荐，β-内酰胺类联合大环内酯类经验性治疗成人社区获得性肺炎；在原卫生部颁布的《抗菌药物临床应用指导原则》中也指出，社区获得性肺炎的治疗选用β-内酰胺类联合大环内酯类药物。由此可见β-内酰胺类联合大环内酯类药物在社区获得性肺炎治疗中的疗效是肯定的。具体药物使用应遵医嘱。

**Q2** 治疗铜绿假单胞菌感染的碳青霉烯类药物有哪些？

**答：** 美罗培南，常用剂量一次1克，每6～8小时1次，常使用静脉泵给药，每次持续时间3小时。亚胺培南，常用剂量1次1克，每6～8小时1次，使用静脉泵给药，每次持续时间2小时。帕尼培南，常用剂量1次0.5克，每6～8小时1次，或1次1克，每12小时1次。比阿培南，常用剂量1次0.3克，每6小时1次，或0.6克，每12小时1次。具体药物使用应遵医嘱。

**Q3** 如何使用替加环素治疗鲍曼不动杆菌感染？

**答：** 替加环素，常用首剂100毫克，然后，每12小时50毫克。当最小抑菌浓度（MIC）值>1毫克/升时，应该加量（1次200毫克，每天1次，或1次100毫克，每12小时一次）或者联合治疗，加量治疗可能增加患者消化道不良反应，联合治疗宜选用MIC值较低的药物。具体药物使用应遵医嘱。

## Q4 孕妇患肺炎，能否使用四环素类抗生素？

**答：** 四环素类药物属于 D 类，容易渗入腹水、胸腔积液、胎儿循环，还可透过血-胎盘屏障进入胎儿的体内。因为沉积于骨的钙质区中，可抑制胎儿的骨骼生长等。长期大剂量服用四环素不仅损害胎儿，而且可致孕产妇肝毒性。具体药物使用应遵医嘱。

## Q5 肺炎患者抗菌药物要使用多长时间？

**答：** 抗菌药物使用疗程因感染病原体和病情不同而异，应尽早使用，怀疑为肺炎应马上使用抗菌药物，病情稳定后可以从静脉途径转为口服治疗。抗菌药物治疗后的 48～72 小时应对病情进行评价，一般用至体温正常，症状消退后 72～96 小时。

## Q6 如何选择抗菌药物的给药途径？

**答：** 轻症感染应选用口服吸收生物利用度高的抗菌药物，不必采用静脉或肌内注射给药。重症感染、全身性感染患者初始治疗应予静脉给药，以确保药效；病情好转能口服时应及早改为口服给药，吞咽困难或严重胃肠疾病影响药物吸收者除外。抗菌药物应尽量避免局部使用，除非全身给药后在感染部位达不到治疗浓度时，可以加用局部给药作为辅助治疗。

**Q7** 常见抗菌药物有哪些主要不良反应?

**答:** ①肝功能异常:红霉素、莫西沙星、阿奇霉素;②肾功能异常:万古霉素、替考拉宁、头孢唑啉、阿米卡星;③白细胞减少:左氧氟沙星、利奈唑胺;④心电图 Q-T 间期延长:阿奇霉素、左氧氟沙星、莫西沙星;⑤视力障碍:伏立康唑;⑥精神症状:亚胺培南、美罗培南、头孢吡肟、左氧氟沙星、莫西沙星。

**Q8** 哪些食物对利奈唑胺有影响?

**答:** 在使用利奈唑胺时,应避免食用富含酪胺的食物或饮料。每餐摄入的酪胺量不应高于 100 毫克。富含酪胺的食物包括通过发酵、储存、盐渍和烟熏而引起蛋白质变性的食物,如陈年乳酪、发酵过或风干的肉类、酱油、泡菜、生啤、红酒。如果长期储存或冷藏,均会使富含蛋白质的食物的酪胺含量增加。如果同时服用富含酪胺的食物或饮料,利奈唑胺可抑制酪胺的代谢,可能引起血压显著上升。

彭加兵 于 涛

# 疾病七　肺　结　核

## 疾病概述

### 概述

　　肺结核（pulmonary tuberculosis）系由结核分枝杆菌引起的一种常见的慢性呼吸道传染性疾病，自 20 世纪 80 年代起，在结核病疫情不严重的发达国家或原结核病疫情较严重的发展中国家，结核病疫情均出现明显回升并呈现全球性恶化的趋势。WHO 已将肺结核列为重点控制的传染病之一，我国也将肺结核列为乙类传染病。2010 年调查显示，15 岁及以上的人群中，活动性肺结核和涂阳肺结核患病率分别为 459/100 000 和 66/100 000，随着年龄增加逐步增高，75～79 岁组达到高峰，且肺结核患病率均为男性高于女性，危害日益凸显。

### 分类

　　肺结核包括原发性肺结核、血行播散型肺结核和继发性肺结核。原发性肺结核为原发结核感染所致的临床病症，包括原发综合征及胸内淋巴结结核。血行播散型肺结核包括急性血行播散型肺结核（急性粟粒型肺结核）及亚急性、慢性血行播散型肺结核。继发性肺结核是成人肺结核中的一个主要类型，包括浸润性肺结核、纤维空洞性肺结核及干酪性肺炎等。

### 发病原因

肺结核的病原菌为结核分枝杆菌复合群，包括结核分枝杆菌、牛分枝杆菌、非洲分枝杆菌和田鼠分枝杆菌。人肺结核的致病菌 90% 以上为结核分枝杆菌。受到结核菌感染的人中只有少数人发生肺结核，感染后是否发生肺结核，主要受到感染结核菌毒力强弱和机体免疫抵抗力强弱两种因素的影响。患者感染的结核菌毒力强且机体免疫抵抗力弱，则容易发生肺结核。例如，幼儿细胞免疫系统不完善，老年人、HIV 感染者、免疫抑制剂使用者、慢性疾病患者等免疫力低下者，都是结核病的易感人群。

通常在感染结核菌的人中发生肺结核的概率为 10% 左右，其中 70% 是在感染后两年内发病，其余则可在一生中任何时间在其免疫功能低下时发生肺结核。

### 临床表现

肺结核的临床表现不尽相同，但有共同之处。

1. 呼吸系统症状　　咳嗽、咳痰两周以上或痰中带血是肺结核的常见可疑症状。肺部有空洞形成时，痰量增多，若合并其他细菌感染，痰可呈脓性；若合并支气管结核，表现为刺激性咳嗽。约 1/3 的患者有咯血，多数患者为少量咯血，少数为大咯血。结核病灶累及胸膜时可表现为胸痛，为胸膜性胸痛。

随呼吸运动和咳嗽加重。呼吸困难多见于干酪样肺炎和大量胸腔积液患者。

**2. 全身症状**    发热为最常见症状，多为长期午后潮热，即下午或傍晚体温开始升高，翌晨降至正常。部分患者有倦怠乏力、盗汗、食欲缺乏和体重减轻等表现。育龄女性患者可能会出现月经不调。

## 治疗选择

**1. 一般治疗**    肺结核的一般症状在合理化疗下很快减轻或消失，无须特殊处理。咯血是肺结核的常见症状，一般少量咯血，多以安慰患者、消除紧张、卧床休息为主，可辅助使用止血药；大咯血时使用垂体后叶素进行止血；对支气管动脉破坏造成的大咯血可采用支气管动脉栓塞法。

**2. 内科药物治疗**    肺结核的治疗以内科药物治疗为主，标准的内科药物治疗是杀灭结核分枝杆菌、促使病灶愈合、消除症状的重要手段。为了提高疗效、防止复发和耐药，必须遵守结核病化疗早期、联合、适量、规律、全程五项基本原则。

**3. 外科手术治疗**    当前肺结核外科手术治疗主要的适应证是经合理化学治疗后无效、多重耐药的厚壁空洞、大块干酪灶、结核性脓胸、支气管胸膜瘘和大咯血保守治疗无效者。

## 预后

原发性肺结核预后多数良好，即使肺内病灶未及时治疗，绝大多数患者病灶亦可逐渐自行吸收或钙化。该类型肺结核治愈后，可能有少量休眠菌残存，当机体免疫力低下时，可内源性复燃而发展成为继发性肺结核。

血行播散型肺结核患者如果机体抵抗力较强，及时合理化疗，新病灶可以吸收，残留病灶可逐渐硬结钙化，预后较好。若机体抵抗力差或治疗过迟或不当，病灶也可相互融合，形成空洞，造成支气管播散而转为浸润性肺结核，或反复恶化逐渐演变为纤维空洞型肺结核。

继发性肺结核若能早期及时诊断，坚持全程、规律的抗结核治疗一般预后良好。否则预后不良，还可能会复发。肺结核合并肺尘埃沉着病、糖尿病或免疫功能受损者一般预后较差。

---

## 药 物 治 疗

### 治疗目标

争取较多肺结核患者痰菌较快转阴，病灶较早吸收和高治愈率，改善预后。

### 常用治疗药物

肺结核常用治疗药物见表7。

### 联合用药注意事项

糖皮质激素（氢化可的松、泼尼松龙、地塞米松等）常与抗结核药联合用于结核毒性症状（如高热等）严重者，使用剂量依病情而定，一般用波尼松口服每天20毫克，顿服，1～2周，以后每周递减5毫克，用药时间为4～8周。

表7 肺结核常用治疗药物

| 常用药物 | 适应证 | 禁忌证 | 服用时间 | 不良反应 | 储存条件 |
|---|---|---|---|---|---|
| 异烟肼 | ①与其他抗结核药联合，适用于各型结核病的治疗，包括结核性脑膜炎及其他分枝杆菌感染；②异烟肼单用适用于各型结核病的预防 | 肝功能不正常者，精神病患者和癫痫患者禁用 | 餐前、餐后皆可 | ①周围神经炎，步态不稳或麻木、针刺感，烧灼感或手指疼痛（发生率较高）；②肝毒性：深色尿，眼或皮肤黄染（35岁以上患者肝毒性发生率异高）；③变态反应：发热，多形性皮疹；④血液系统可有粒细胞减少等表现 | 遮光，密闭保存 |
| 利福平 | ①本品与其他抗结核药联合用于各种结核菌的治疗，包括结核性脑膜炎的治疗；②本品与其他药物联合用于麻风、非结核分枝杆菌感染的治疗 | ①对本品或利福霉素类抗结核药过敏者禁用；②肝功能严重不全、胆道阻塞者或3个月内孕妇禁用 | 餐前 | ①消化道反应最为多见：厌食、恶心、呕吐等；②肝脏毒性或胆汁淤积；③变态反应：偶见"流感样症候群"，表现为发寒、寒战、发热等；④偶可引起急性肾衰竭 | 密封、在阴暗干燥处保存 |
| 吡嗪酰胺 | 本品仅对分枝杆菌有效，与其他抗结核药（如链霉素、异烟肼、利福平及乙胺丁醇）联合用于治疗结核病 | 未进行该项试验且无可靠的参考文献 | 餐前、餐后皆可 | ①发生率较高者：关节痛（由于高尿酸血症引起，常轻度、有自限性）；②发生率较低者：食欲缺乏、发热、乏力或软弱、眼或皮肤黄染（肝毒性）、畏寒 | 密闭、遮光保存 |
| 乙胺丁醇 | ①与其他抗结核药联合治疗结核菌所致肺结核；②用于结核性脑膜炎及非典型分枝杆菌的治疗 | 未进行该项试验且无可靠的参考文献 | 餐前、餐后皆可 | ①发生率较高者：视物模糊、眼痛、红绿色盲或视力减退、视野缩小等；②发生率较低者：畏寒、关节痛；③发生率极低者：皮疹、发热、关节痛等过敏反应，或麻木、烧灼痛或足软弱无力 | 密封、遮光保存 |

### 🍐 特殊人群用药指导

1. 儿童用药指导　　儿童应用异烟肼应严格按说明书中用法用量使用；5 岁以下小儿应用利福平的安全性尚未确定，婴儿慎用；儿童不宜应用吡嗪酰胺；13 岁以下儿童不推荐使用乙胺丁醇。或儿童在医生的指导下用药。

2. 老年人用药指导　　50 岁以上患者应用异烟肼引起肝炎的发生率较高，应权衡利弊使用；老年人应用利福平，用药量应酌减；老年人应用乙胺丁醇应按肾功能调整用量，注意监测患者肾功能变化。或老年人在医生的指导下用药。

3. 孕妇及哺乳期妇女用药指导　　孕妇应用异烟肼应当权衡利弊；3 个月以内孕妇禁用利福平，3 个月以上孕妇慎用，哺乳期妇女应当权衡利弊后使用利福平；孕妇结核患者在使用异烟肼、利福平和乙胺丁醇治疗 9 个月后，如对上述药物中任一种药物耐药，而对吡嗪酰胺可能敏感时，可考虑使用吡嗪酰胺；孕妇和哺乳期妇女应用乙胺丁醇应当权衡利弊。或孕妇及哺乳期妇女在医生的指导下用药。

4. 肝肾功能异常患者用药指导　　肝功能不全患者，避免使用经肝脏代谢的药物，如异烟肼、吡嗪酰胺、利福平等；肾功能不全患者，避免使用经肾脏代谢的药物，如氨基糖苷类药物、乙胺丁醇等。

### 🍐 用药案例解析

**案 · 例 · 1**

病史：患者，男，76 岁，诊断为肺结核。医生按照肺结核初治方案治疗：2 个月强化期，即乙胺丁醇、异烟肼、利福平和吡嗪酰胺。4 个月巩固期，即异烟肼和利福平。由于药物引起胃肠道反应，老人未能坚持规律、全程用药，最终导致治疗失败。

**解析**：不规律用药导致血药浓度时高时低，易诱发结核分枝杆菌耐药。不全程用药，药物不能完全杀灭生长缓慢的或细胞内结核分枝杆菌，导致治疗失败。故患者不可轻易停药、减药。当出现胃肠道反应时，应及时就医，在医生的指导下，改用胃肠道反应轻或无的药物代替胃肠道反应大的药物，保证规律、全程治疗。

## 案·例·2

**病史**：患者，男，32 岁，诊断为肺结核。给予异烟肼、利福平、乙胺丁醇和吡嗪酰胺抗结核治疗，治疗过程中出现视物模糊，及时就医。

**解析**：乙胺丁醇可损害线粒体功能，导致视神经炎。患者应及时就医，在医生的指导下，停用乙胺丁醇，再观察视物模糊是否好转。

## 案·例·3

**病史**：患者，男，40 岁，诊断为肺结核。患者服用异烟肼、利福平和吡嗪酰胺，抗结核治疗 2 周后自觉全身乏力、食欲缺乏。辅助检查：血常规正常，肝功能异常。

**解析**：异烟肼、利福平和吡嗪酰胺经过肝脏代谢，有肝损害。患者应及时就医，在医生的指导下，停用异烟肼、利福平和吡嗪酰胺等有肝毒性的抗结核药，换用无肝损害的乙胺丁醇及肝损害较小的利福喷丁代替，同时给予保肝、降酶药物治疗。

**温馨提示**

（1）患者应在医师或药师指导下调整药物治疗方案，不得随意减量或停药。

（2）肺结核用药应当注意早期、联合、规律、全程。

## 用药常见问题解析

**Q1** 哺乳期患肺结核，应如何使用抗结核药物，服药期间可以哺乳吗？

**答：** 及时就医，在医生的指导下用药。一般，患肺结核的哺乳期妇女应接受抗结核的完整治疗，继续母乳喂养婴儿，不必与婴儿隔离。对于婴儿，如果排除活动性结核，应给予半年的异烟肼预防性治疗后，再接种卡介苗。

**Q2** 是否可以选用中医中药治疗肺结核？

**答：** 中医中药可以作为治疗肺结核的辅助方法，但不能代替化学药物治疗；一些中药能提高机体细胞免疫功能、改善结核中毒症状、减少化学药物的副作用及改善微循环和抑制纤维增生，故建议在医生的指导下用中药辅助治疗。

## Q3 肺结核患者在服用抗结核药物期间，应避免哪些饮食？

**答：** 避免食用死鱼、豆制品、海鲜等食物。例如，死鱼易在细菌的作用下，使体内的组氨酸脱羧生成组胺。异烟肼能抑制单胺氧化酶，使体内的组胺不能正常分解而积蓄，从而引起组胺中毒症状，如皮肤瘙痒、潮红、心悸、腹痛和血压下降等。又如，豆制品、海鲜含较多的嘌呤，体内代谢为尿酸，与产生尿酸的吡嗪酰胺合用，易引起痛风或痛风加重。

## Q4 使用治疗肺结核的药物期间能吸烟、饮酒吗？

**答：** 吸烟不仅会降低异烟肼、利福平的血药浓度峰值，缩短半衰期，还会导致人体 T 细胞调节功能障碍，降低细胞因子活性，影响结核分枝杆菌的清除。同时，吸烟不利于痰菌阴转率，并减慢病灶的吸收。饮酒易造成肝损害，肝功能异常会导致抗结核治疗中断。

## Q5 症状消失能停用抗结核药吗？

**答：** 全程治疗是确保疗效的前提，虽然现在无症状，但生长缓慢或细胞内的结核分枝杆菌仍然没有杀灭，如果停药，这些细菌会继续繁殖，导致治疗失败和疾病复发，继续完成全程治疗才有可能消灭或抑制存留的细菌。

**Q6** 异烟肼的用药注意事项是什么？

**答：** 异烟肼主要用于各型结核病的治疗，包括结核性脑膜炎及其他分枝杆菌感染，单用适用于各型结核病的预防（预防治疗疗程 3 个月或更长）。成人剂量为每天 0.3 克（3 片），饭后一次顿服。长期大量应用可发生周围神经炎和中枢神经系统毒性反应，严重者可产生肝、肾功能损害，常规剂量无须加用维生素 $B_6$，以免降低异烟肼的抗菌活性。肝功能不良者、孕妇、嗜酒者慎用。

**Q7** 利福平的用药注意事项是什么？

**答：** 利福平主要与其他抗结核药联合用于各种结核病的初治与复治，包括结核性脑膜炎的治疗，是一种高效率的抗结核药物。成人口服剂量 0.45～0.60 克（体重＞60 千克），一次顿服，由于胃内食物会影响利福平的吸收，故利福平必须空腹服用，或于用药后 2 小时进餐。利福平不良反应较多，用药期间应当定期监测肝功能变化。利福平及其代谢产物呈橘红色，因而在使用利福平期间，排泄物尤其是尿液会变成橘红色，这属于正常现象，患者不必惊慌。

**Q8** 吡嗪酰胺的用药注意事项是什么？

**答：** 吡嗪酰胺仅对分枝杆菌有效，与其他抗结核药（如链霉素、异烟肼、利福平及乙胺丁醇）联合用于治疗结核病。因吡嗪酰胺的毒性作用与药物剂量有关，故成人推荐口服剂量每天1.25 克，一次顿服。服用吡嗪酰胺，可使尿酸升高，停药 48 小时内恢复正常，一般不需停药。对肝脏也有一定损害，故在服药期间应当定期监测肝功能和做血尿酸检查。肝功能不全者慎用。部分糖尿病患者在使用本药的常规剂量后，可能降低同期使用的降糖药物的效果，增加了有效控制血糖水平的难度。孕妇慎用。

## Q9 乙胺丁醇的用药注意事项是什么？

**答：** 乙胺丁醇与其他抗结核药联合治疗结核杆菌所致的肺结核，也可用于结核性脑膜炎及非典型分枝杆菌的治疗。成人推荐口服剂量每天 0.75 克，饭后一次顿服。乙胺丁醇的不良反应主要为球后视神经炎，常与剂量和疗程有关，表现为视力下降、视野缩小、异物感、辨色能力差等，因此，服用乙胺丁醇期间，应当定期做视力、视野、眼底、色觉的相关检查。老年人、糖尿病患者和营养不良者应当增加检查次数。治疗中若发生视神经炎应立即停药，并给予大剂量 B 族维生素治疗。

彭加兵　樊宗兵

# 疾病八　间质性肺疾病

———— 疾 病 概 述 ————

## 概述

　　间质性肺疾病（interstitial lung disease，ILD）是一组以肺泡单位的炎症和间质纤维化为基本病变的异质性非肿瘤和非感染性肺部疾病的总称，现又称为弥漫性实质性肺疾病（diffuse parenchymal lung disease，DPLD）。尽管目前缺乏准确的流行病学资料，但有资料表明间质性肺疾病的发病率近年来呈明显上升趋势。美国不同时期的调查资料显示，特发性肺纤维化（idiopathic pulmonary fibrosis，IPF）的患病率从 1994 年报道的 4/100 000，激增至 2005 年的 42/100 000，11 年间增长近 10 倍。近年来，我国间质性肺疾病发病率也有显著增多的趋势。

## 分类

　　目前将间质性肺疾病按已知病因与未知病因概括性分为特发性间质性肺疾病（idiopathic Interstitial lung disease，IILD）与继发性间质性肺疾病（secondaryinterstitial lung diseases，SILD）。特发性间质性肺炎（idiopathic interstitial pneumonia，IIP），包括 7 种临床病理类型：特发性肺纤维化（IPF）/寻常型间质性肺炎（UIP），非特异性间质性肺炎（NSIP），隐源性机化性肺炎（COP）/机化性肺炎（OP），急性间质性肺炎（AIP）/弥漫性肺泡损伤（DAD），呼吸性细支气管炎伴间质性肺疾病（RB-ILD）/呼吸性细支气管炎（RB），脱屑性间质性肺炎（DIP），淋巴细胞间质性肺（LIP）；继发性间质性肺疾病的影响因素包括职业或环境、感染、放射性损伤、细胞毒性药物、各种尘肺等；病因已明确者仅占 1/3，而大多数疾病的病因未明，其临床诊断不易，预后不良。

## 🫁 发病原因

间质性肺疾病有 200 多种不同的病因，病因明确者约占 1/3，目前较明确的病因大多与粉尘吸入有关，尤其是无机粉尘为多，其次与应用某些药物如町达龙、苯海索、某些抗癌药等有关，大多数病因未明。间质性肺疾病病因以特发性肺间质纤维化为最多，其次是结缔组织病，如类风湿关节炎、进行性全身硬化等。以急性暴发发病的急性间质性肺炎死亡率最高，常于 6 个月内死亡。亚急性者可于 1 年内死亡。

## 🫁 临床表现

间质性肺炎起病隐袭，渐进性加重的劳力性呼吸困难是最常见症状。主要表现为干咳、进行性呼吸困难，活动后明显。间质性肺炎患者年龄多在中年以上，男女之比约为 2:1，儿童罕见。多数患者肺底及腋下区可闻及爆裂性啰音（称 Velcro 音），吸气末闻及，表浅粗糙、调高。可有肺气肿及右心衰竭表现，

50%以上患者有杵状指（趾）。部分患者晚期出现发绀、合并感染等症状。

## 治疗选择

1. 药物治疗　　间质性肺疾病目前并没有特效药物，早期诊断和治疗仍可明显改善患者生活质量和延长生存期。目前糖皮质激素仍是主要的治疗手段。其他药物有免疫抑制剂（硫唑嘌呤、环磷酰胺）、抗纤维化制剂（秋水仙碱、吡非尼酮）、抗氧化剂（谷胱甘肽、N-乙酰半胱氨酸等）、阻断中性粒细胞黏附分子的制剂、特异性纤维化生成细胞因子及生长因子抑制剂。合并感染患者同时给予抗生素抗感染；若累及心脏、神经系统等，需要使用全身糖皮质激素治疗。急性期应采用先大剂量冲击后维持疗法，以迅速扭转病情。若应用激素后病情仍加重，或者较迅速撤除试用其他免疫抑制剂，或者减量后联合应用其他免疫抑制剂。

2. 非药物治疗　　间质性肺疾病患者多数伴有不同程度的肺功能损害，应进行肺康复训练，静息状态下存在明显的低氧血症（$PaO_2$＜55毫米汞柱）时患者还应该实行长程氧疗。

3. 肺移植　　是目前间质性肺疾病最有效的治疗方法，合适的患者应该积极推荐肺移植。

## 预后

特发性肺纤维化诊断后中位生存期为2～3年，但由于特发性肺纤维化个体差异大。大多数患者表现为缓慢、逐步、可预见的肺功能下降；少数患者出现急性加重；应用激素治疗后，对患者的生存期及临床症状有一定的改善。特发性肺纤维化多见于老年人，激素疗效不佳，而呼吸性细支气管炎间质性肺病（RBILD）和非特异性间质性肺炎患者年龄较低，对糖皮质激素有疗效反应，预后良好。

# 药 物 治 疗

## 🐛 治疗目标

对于外源过敏性肺泡炎、病毒性肺炎，以及激素敏感的特发性间质性肺炎等一系列以肺间质纤维化为主要表现的疾病及类型可以完全治愈，治疗以治愈为最终目标，其中亚急性起病或慢性起病的病例治疗时间稍长。以寻常型间质性肺炎为代表的一部分肺间质纤维化患者对于激素治疗敏感性较差，治疗的目标在于争取可逆部分的转复，控制肺间质纤维化的进展速度，改善患者干咳、活动后气促等临床症状，最大限度地缓解患者的痛苦，提高其生活质量。

## 🐛 常用治疗药物

间质性肺疾病常用治疗药物见表8。

## 🐛 联合用药注意事项

（1）糖皮质激素类药物有加重感染的倾向，对于合并感染的患者应注意剂量调整。泼尼松与非甾体抗炎药可加强其致溃疡作用。与蛋白质同化激素合用，可增加水肿的发生率，使痤疮加重。与免疫抑制剂合用，可增加感染的危险性，并可能诱发淋巴瘤或其他淋巴细胞增生性疾病。

表 8 间质性肺疾病常用治疗药物

| 常用药物 | 适应证 | 禁忌证 | 服用时间 | 不良反应 | 储存条件 |
|---|---|---|---|---|---|
| 醋酸泼尼松 | 抑制炎症及免疫过程，对以肺泡炎为主要病变的特发性纤维化可能有效，可改善症状和肺功能，对有广泛间质纤维化病例则无效，总体有效率不足30% | ①高血压、血栓症、胃十二指肠溃疡、精神病、电解质代谢异常、心肌梗死、内脏手术、青光眼等患者不宜使用；②对本类药物过敏史患者服皮质激素类药物有过敏史患者禁用；③真菌和病毒感染者禁用 | 餐后口服 | 本品较大剂量易引起糖尿病、消化道溃疡等伴欣综合征症状，对下丘脑-垂体-肾上腺轴抑制作用较强。并发感染为主要的不良反应 | 遮光、密闭保存。 |
| 吡非尼酮 | 本品适用于确诊或疑似轻到中度特发性肺纤维化的治疗 | ①对本品任何成分过敏的患者禁用；②中重型肝病患者禁用；③妊娠及哺乳期患者禁用；④有严重肝肾功能障碍或需安定透析患者禁用；⑤需要服用氟伏沙明者 | 餐后口服 | ①胃肠道反应：恶心、消化不良、呕吐、厌食；②皮肤疾病：光过敏、出现皮疹；③可能出现肝功能损害：谷丙转氨酶、谷丙转氨酶等升高而出现肝功能损害，甚至有可能发生肝功能障碍，要定期检查肝功能；④神经系统：嗜睡、晕眩、步态不稳感 | 遮光、密封保存 |
| 尼达尼布 | 本品用于治疗特发性肺纤维化 | ①禁用于已知对尼达尼布、花生、大豆或任何本品辅料过敏的患者；②中度（Child Pugh B级）或重度（Child Pugh C级）肝损伤的患者禁用本品；③妊娠期间禁用本品 | 餐后口服 | ①胃肠道疾病：腹泻、恶心、呕吐；②血小板减少症；③出血 | 遮光、密封保存 |
| 羟氯喹 | 用于治疗风湿疾病伴间质性肺疾病 | ①已知对4-氨基喹啉类化合物过敏的患者；②有眼睛黄斑病变病史的患者；③6岁以下儿童（200毫克片剂不适用于体重小于35千克的儿童） | 餐后口服 | ①视网膜变化：可发生视网膜色素沉着等变化和视野改变缩小；②皮肤影响：可发生皮疹、瘙痒症，皮肤和黏膜色素变化、头发变白和脱发等；③胃肠道影响：恶心、腹泻、厌食、腹痛和罕见的呕吐；④中枢神经系统影响：头痛、眩晕、耳鸣、听觉敏失、神经过敏和情绪不稳；⑤其他：神经肌肉、心肌病等有报道。 | 遮光、密封保存 |

（2）2015 年美国胸科协会（ATS）/欧洲呼吸协会（ERS）/日本呼吸协会（JRS）/拉丁美洲胸科协会（ALAT）联合颁布了最新的《特发性肺纤维化诊疗指南》，对原有的治疗进行了再评估，并提出了对新药治疗的建议。新指南把治疗特发性肺纤维化的药物分为三级：①强烈不推荐使用药物；②有条件不推荐使用药物；③有条件推荐使用药物。抗凝药物、酪氨酸激酶抑制剂伊马替尼、选择性内皮素受体拮抗剂安倍生坦、泼尼松+硫唑嘌呤+N-乙酰半胱氨酸联合治疗，由于缺乏疗效，不良反应较多，且部分可增加死亡率，故强烈不推荐使用以上药物。

### 🍒 特殊人群用药指导

1. **儿童用药指导**　根据相关临床调查，儿童罹患间质性肺疾病者几乎没有。若儿童需长期使用糖皮质激素，应采用短效（如可的松）或中效制剂（如泼尼松）。应用羟氯喹应使用最小有效剂量，不应超过 6.5 毫克/（千克·天）（根据理想体重计算）或 400 毫克/天，甚至更小量。年龄低于 6 岁的儿童禁用，200 毫克片剂不适合用于体重低于 35 千克的儿童。

2. **老年人用药指导**　老年患者使用糖皮质激素类药物易产生高血压，更年期女性使用易发生骨质疏松。应用羟氯喹应密切注意其肝肾功能。

3. **孕妇及哺乳期妇女用药指导**　孕妇及哺乳期妇女对于泼尼松应权衡利弊使用。羟氯喹可通过胎盘，治疗剂量中的 4-氨基喹啉与中枢神经系统损害有关，包括耳毒性（听觉和前庭毒性、先天性耳聋）、视网膜出血和视网膜色素沉着。所以，孕妇应避免应用羟氯喹，哺乳期妇女应慎用羟氯喹。

4. 肝肾功能不全的患者用药指导　　对于肝肾功能不全的患者，禁用吡非尼酮和尼达尼布。

### 🍂 用药案例解析

案·例·1

**病史：**患者，女，2 岁，入院前 1 个月开始咳嗽，以干咳为主，无发热、无流涕，20 天前出现气促并呈进行性加重，诊断为支气管肺炎而入院。经抗炎及泼尼松 1 毫克/（千克·天）治疗 3 个月，气促症状稍改善，出院后继续口服泼尼松，3 个月后随访症状明显改善。

**解析：**特发性肺间质纤维化临床过程可分为急性型和慢性型。急性型少见，在儿童及青少年几乎见不到，病程短。在半年内死亡，极似急性肺部感染，常易误诊。一旦诊断特发性肺间质纤维化即应尽早使用肾上腺皮质激素。以控制肺泡炎并使其逆转，防止发展为不可逆的肺纤维化。

案·例·2

**病史：**患者，男，53 岁，因呼吸困难、刺激性干咳进行性加重 2 个月入院。考虑肺部感染，治疗 17 天。病情无明显改善，无特殊职业环境接触史，既往身体健康，无药物过敏史。初步考虑慢性阻塞性肺疾病（COPD）。先后给予吸氧，抗感染（阿奇霉素），平喘（喘定，局部射流雾化吸入复方爱全乐），祛痰（沐舒坦），抑酸保护胃黏膜，改善局部微循环（复方丹参），中成药注射剂（鱼腥草）等治疗，症状明显改善，好转出院。但出院半个月后又加重，考虑是否为间质性肺疾病，经纤维支气管镜和胸肺活检明确为特发性肺纤维化。给予激素（泼尼松）治疗半年后症状明显缓解。胸部 X 线影像有较多好转。目前气促症状未再复发。

解析：该患者初治肺部感染，有持续咳嗽和气促，肺通气功能严重减退，无粉尘及职业性因素接触史，所以曾误诊为 COPD。予大环内酯类抗生素，平喘祛痰等，一度好转，故未引起警觉，出院之后症状复发才怀疑间质性肺疾病，最后病理证实为特发性肺纤维化。对于某些疗效不佳，短期起病，进展快的 COPD 病例应警惕特发性肺纤维化的可能，尽早给予明确或排除。特发性肺纤维化的治疗尚没有一种特效疗法，被确切认定可改变或逆转特发性肺纤维化进程，更重要的是还没看到纤维化过程可被逆转的证据，但早期诊断和治疗仍可明显改善患者生活质量并延长生存期。目前糖皮质激素仍是主要的治疗手段。其他药物有免疫抑制剂，抗纤维化制剂吡非尼酮，抗氧剂 N-乙酰半胱氨酸等，另有报道使用红霉素治疗肺间质纤维化，可能机制为大环内酯类具有抗感染和免疫调节功能。

**案 例 3**

病史：患者，女，48 岁，咳嗽、咳白痰 4 个月，加重并气喘 1 个月，4 个月前因咳嗽、咳痰在外院按双下肺炎治疗半个月，症状一度好转，但停止治疗后咳嗽、咳痰再发，再给予抗炎治疗症状无明显改善，近 1 个月来，伴有气喘，夜间咳嗽加剧。入院查体：双中下肺闻及明显的 Velcro 啰音。肺功能示重度限制性通气障碍。胸片示双中下肺斑片状影。胸部 CT 示双中下肺多发斑片状实变影，间有细网格状改变。诊断：肺间质纤维化。应用纤维支气管镜局部给予地塞米松治疗，同时给予泼尼松 50 毫克口服，半个月后症状明显缓解。带泼尼松一次 30 毫克/天出院，2 个月后随访，病情稳定。

解析：在临床中，有时仅根据咳嗽、气短症状，X 线胸片，特发性肺纤维化极易误诊为慢性支气管炎、肺部感染、支气管扩张、粟粒型肺结核等。因此，不明原因的刺激性咳嗽、进行性呼吸困难、杵状指、Velcro 啰音可结合影像学、肺功能检查，作出初步诊断。若病情允许可进一步行纤维支气管镜组织活检（TBCB）和支气管肺泡灌洗液检查（BAL）检查，可获得明确诊断。确诊后及时给予糖皮质激素治疗，以免加重肺纤维化。

## 温馨提示

（1）患者应在医师或药师指导下调整药物治疗方案，不得随意减量或停药。

（2）糖皮质激素长期服用过程中需警惕骨质疏松症，可在服用期间适当补充钙剂和维生素 D。

（3）老年患者长期服用非甾体抗炎药需警惕消化道出血和溃疡的发生，生活中应注意大便颜色并定期到医院检查。

# 用 药 常 见 问 题 解 析

**Q1** 强的松的用药注意事项有哪些？

**答：** 强的松是醋酸泼尼松片的商品名。它是一种糖皮质激素，抗炎作用强大，副作用较多。本品较大剂量易引起糖尿病、消化道溃疡和类库欣综合征症状，对下丘脑-垂体-肾上腺轴抑制作用较强。并发感染为主要的不良反应。孕妇应权衡利弊使用。

**Q2** 羟氯喹的用药注意事项有哪些？

**答：** 羟氯喹适用于类风湿关节炎，青少年慢性关节炎，盘状和系统性红斑狼疮，以及由阳光引发或加剧的皮肤病变。对于有结缔组织炎症的患者疗效较好；禁用于：对4-氨基喹啉类化合物过敏的患者、有眼睛黄斑病变病史的患者、6岁以下儿童（200毫克片剂不适用于体重小于35千克的儿童）。在开始使用本品治疗前，所有患者均应进行眼科学检查。检查包括视力灵敏度、眼科镜检、中心视野和色觉等。此后，应每年至少检查一次。

**Q3** 吡非尼酮的用药注意事项有哪些？

**答：** 在最新版《特发性肺纤维化诊疗指南》中新增加的药物有吡非尼酮。目前临床证据显示，吡非尼酮对特发性肺纤维化患者均有较好的疗效，但其不良反应多见。常见的有胃肠道反应：恶心，消化不良，呕吐，厌食。皮肤疾病：光过敏，出现皮疹。还可能出现肝功能损害，甚至有可能发生肝衰竭。肝功能受损患者应与医生交代自身情况，请医生斟酌用药，以免造成更进一步的损害。

**Q4** 患者既往多年服用硫唑嘌呤，为何现医生要求停用该药？

**答：** 硫唑嘌呤为具有免疫抑制作用的抗代谢剂，对于严重的风湿性关节炎、系统性红斑狼疮、皮肌炎/多发性肌炎等具有较好的疗效，但是由于其具有严重的不良反应，可致骨髓抑制，肝功能损害，畸胎，亦可发生皮疹，偶见肌萎缩等。对本品过敏者禁用。目前在最新版的《特发性肺纤维化诊疗指南》中已删除硫唑嘌呤。患者应遵从临床医生医嘱，避免滥用药物产生不良反应，影响治疗。

**Q5** 是否可用磷酸二酯酶-5 抑制剂西地那非（Sildenafil）治疗本病？

**答：** 不建议使用西地那非治疗特发性肺纤维化（有条件不推荐）。西地那非为磷酸二酯酶-5 抑制剂，有研究表明，尽管接受西地那非治疗者生活质量有所提高，但西地那非对死亡率、急性加重、肺功能等均无明显改善作用，且可能带来不良反应和高昂的治疗成本，故不建议使用西地那非治疗特发性肺纤维化。

**Q6** 间质性肺疾病患者在日常生活中应注意哪些方面？

**答：** 注意保暖，避免受寒，预防各种感染。注意气候变化，特别是冬春季节，气温变化剧烈，及时增减衣物，避免受寒后加重病情。避免吸入过冷、过干、过湿的空气。远离外源性变应原，如鸟类、动物（宠物或实验饲养者）、木材（红杉尘、软木加工）、蔗糖加工、蘑菇养殖、奶酪、酿酒加工、发霉稻草暴露、水源（热水管道、空调、湿化器、桑拿浴），以及农业杀虫剂或除草剂等。保持居住环境清洁卫生。进行户外锻炼，增强免疫力。积极配合医生治疗，按时定期复查。

王雪彤　严安定

# 疾病九　肺栓塞

## 概述

　　肺栓塞（pulmonary embolism，PE）是指非正常进入体静脉循环的物质如空气、脂肪、羊水、细菌栓子、肿瘤栓子等各种栓子阻塞肺动脉或其分支的一组疾病或临床综合征的总称。肺栓塞是常见疾病，也是致死性疾病，作为猝死的原因，大面积的肺栓塞仅次于心源性猝死，排在第二位。根据 2008 年韩国的调查数据显示，肺栓塞的年发病率为 7/100 000，新加坡 2006 年数据资料统计显示，肺栓塞的年发病率为 15/100 000。北京医院王辰教授等公布的中国肺血栓栓塞症-深静脉血栓形成防治协作项目（NCPPT）结果显示，1977～2008 年，我国肺栓塞疾病的发病率从 25.1%降至 8.7%，目前肺栓塞的年发病率约为 0.1%。

## 分类

　　肺栓塞包括肺血栓栓塞症（pulmonary thromboembolism，PTE）、脂肪栓塞综合征、羊水栓塞、空气栓塞等，其中肺血栓栓塞症是肺栓塞最常见类型，通常所称的肺栓塞即指肺血栓栓塞症。肺血栓栓塞症是来自静脉系统或右心的血栓阻塞肺动脉或其分支所致的以肺循环和呼吸功能障碍为主要临床和病理生理特征的疾病。引起肺血栓栓塞症的血栓主要来源于深静脉血栓形成（deep venous thrombosis，DVT）。肺血栓栓塞症与深静脉血栓形成实质上为同一种疾病过程在不同部位、不同阶段的表现，两者合称为静脉血栓栓塞症（venous thromboembolism，VTE）。

## 发病原因

有很多环境和遗传方面的危险因素可以导致静脉血栓栓塞症，静脉血栓栓塞症普遍被认为是患者本身因素（原发性，往往是终生的）和状况因素（继发性，往往是临时的）相互作用的结果，具体可以分为原发性和继发性两类因素（原发性因素主要包括抗凝血酶缺乏、先天性异常纤维蛋白原血症、血栓调节蛋白异常等；继发性因素主要包括创伤/骨折、血小板异常等），原发性因素多与遗传变异有关，常导致患者反复发生静脉血栓形成和栓塞。

## 临床表现

肺血栓栓塞症的临床症状呈现多样化，缺乏特异性，与其他心血管疾病很难区分。可以从无症状、隐匿，到血流动力学不稳定，甚至发生猝死。

常见症状：①不明原因的呼吸困难及气短（80%～90%），尤其以活动后更加明显；②胸痛，包括胸膜炎性胸痛（40%～70%）或心绞痛样疼痛（4%～12%），其中胸膜炎性胸痛占大多数，表现为单侧或双侧肋部疼痛；③晕厥（11%～20%），可为肺血栓栓塞症的唯一或首发症状，提示有大的肺栓塞存在；④烦躁不安、惊恐，甚至有濒临死亡感（55%），发生率较高，是肺血栓栓塞症的常见症状；⑤咯血（11%～30%），即咳嗽时出血，并非呕血，常为小量咯血，大咯血少见；⑥咳嗽（20%～37%），多为干咳，也可伴少许白痰或喘息症状；⑦心悸（10%～18%），患者自我感觉心脏跳动不适感与心慌感；⑧不明原因的腹痛，临床上发现不明原因的腹痛，应警惕肺栓塞的可能，肺栓塞可引起左侧、正中、右侧腹痛。

### 🐛 治疗选择

急性肺栓塞的处理原则是早期诊断，早期干预，根据患者的危险度分层选择合适的治疗方案和治疗疗程。

1. 一般处理与呼吸循环支持治疗　　对高度疑诊或确诊的肺栓塞患者，应进行严密的监护，主要包括监护呼吸、血压、心率、心电图、动脉血气分析等变化。保持绝对卧床休息，保持大便通畅，避免用力，以免促进深静脉血栓脱落；可适当使用镇静药物，解除患者紧张及焦虑情绪，疼痛剧烈者，可应用镇痛药物，咳嗽剧烈者，可应用镇咳药物等进行对症治疗。

2. 抗凝治疗　　为治疗肺血栓栓塞症和深静脉血栓形成的基本方法，可以有效防止血栓再形成和复发，为机体发挥自身的纤溶机制溶解血栓创造良好的条件。常用的抗凝药物：非口服药物包括普通肝素、低分子量肝素、黄达肝葵钠和那曲肝素；口服药物包括华法林、阿加曲班、利伐沙班、阿哌沙班、依度沙班、达比加群酯等。

临床应依据肺血栓栓塞症-深静脉血栓形成患者病情及出血风险,选择下述抗凝治疗方案:静脉或皮下注射普通肝素 5～7 天,然后过渡为口服华法林;或皮下注射低分子量肝素 5～7 天,然后过渡为口服华法林;或整个疗程一直皮下注射低分子量肝素。

3. 溶栓治疗　　主要适用于高危(大面积)肺血栓栓塞症病例(有明显呼吸困难、不能改善的呼吸衰竭、持续低血压或休克等症状)。对于部分中危(次大面积)肺血栓栓塞症,若无明显禁忌证可考虑溶栓治疗,次大面积肺血栓栓塞症的溶栓适应证仍有待确定。常用的溶栓药物有链激酶、尿激酶和重组组织型纤溶酶原激活剂。

4. 肺动脉导管碎解和抽吸血栓　　适用于肺动脉主干或主要分支的高危(大面积)肺血栓栓塞症,并存在以下情况者:溶栓治疗禁忌;经溶栓或积极内科治疗无效;或在溶栓起效前(在数小时内)很可能发生致死性休克。

5. 肺动脉血栓摘除术　　风险较大,病死率较高,需要较高的技术条件,仅适用于经积极内科治疗或导管介入治疗无效的紧急情况,如主要分支堵塞的高危(大面积)肺血栓栓塞症或致命性肺动脉主干栓塞,有溶栓禁忌证等。

6. 放置腔静脉滤器　　对于急性肺血栓栓塞症合并抗凝禁忌的患者,为防止下肢深静脉大块血栓再次脱落阻塞肺动脉,可考虑放置下腔静脉滤器。对于上肢深静脉血栓形成病例,还可应用上肢静脉滤器。

7. 慢性血栓栓塞性肺动脉高压( chronic thromboembolic pulmonary hypertension,CTEPH )的治疗　　口服华法林抗凝治疗,应根据国际标准化比率(INR)适当调整剂量,维持 INR

2～3。若阻塞部位处于手术可及的肺动脉近端，可考虑行肺动脉血栓内膜剥脱术；反复下肢深静脉血栓脱落者，可放置下腔静脉滤器。

### 🍃 预后

肺栓塞的发生发展是一个复杂的过程，溶栓或抗凝治疗的效果受到血栓大小、患者年龄、合并疾病等综合因素的影响。首次治疗不彻底、不规律服药、治疗依从性差常引起反复血栓栓塞，有少数患者因高龄、血液溶解系统有缺陷、脾切除术后等原因，在肺栓塞治疗后，可能会发展为慢性血栓栓塞性肺动脉高压。据有关资料统计，肺栓塞在诊断后 30 天、1 年和 3 年的病死率分别为 13.0%、26.0% 和 35.3%。

## 药 物 治 疗

### 🍃 治疗目标

肺栓塞的药物治疗主要包括抗凝和溶栓，目的是缩小或消除深静脉和肺动脉血栓，控制栓塞所导致的心肺功能紊乱，防止复发及慢性血栓栓塞性肺动脉高压的发生。

### 🍃 常用治疗药物

肺栓塞常用治疗药物见表 9。

### 🍃 联合用药注意事项

目前临床上对于小面积肺栓塞仅行抗凝治疗（主要治疗药

表 9 肺栓塞常用治疗药物

| 常用药物 | 规格 | 适应证 | 禁忌证 | 服药时间 | 不良反应 | 储存条件 |
|---|---|---|---|---|---|---|
| 肝素钠注射液 | 2 毫升：12 500 单位 | ①用于治血栓形成或栓塞性疾病（如心肌梗死、肺栓塞等）、栓塞性静脉炎、肺栓塞等）；②各种原因引起的弥散性血管内凝血（DIC） | 对肝素过敏、有自发出血倾向者、血液凝固迟缓者（如血友病、紫癜、血小板减少）、溃疡病、创伤、产后出血者及严重肝功能不全者 | 遵医嘱 | ①主要不良反应是用药过多可致自发性出血；②偶可引起过敏反应及血小板减少 | 遮光、密闭，在阴凉处（不超过 20℃）保存 |
| 低分子肝素钠注射液 | 0.3 毫升：3200 单位 | ①预防血栓栓塞性疾病，特别是预防普外术或骨科手术中高危患者；②治疗血栓栓塞性疾病 | ①正在接受肝素治疗（预防性治疗除外）的患者不能使用局部麻醉进行手术；②妊娠期和哺乳期妇女不建议使用本品；③有与使用低分子肝素钠注射液有关的血小板减少症病有关系的患者；④发生或有倾向发生与止血凝血障碍有关的出血（消化性溃疡、视网膜病变、出血综合征）；⑤有出血风险的器官损伤；⑥急性细菌性心内膜炎（与人工瓣膜有关者除外）、脑动脉瘤、脊髓动脉瘤；⑦对本品活性成分或敷料过敏、或对肝素类产品过敏者；⑧患有严重的肾病和胰腺病变、严重动脉高血压、严重颅脑损伤的患者和术后期患者；⑨正在使用维生素 K 拮抗剂进行治疗；⑩相对禁忌证：与噻氯匹定、水杨酸盐或非甾体抗炎药，抗血小板药物（双嘧达莫、磺达肝、碘吡酮等）联合使用 | 遵医嘱 | ①血肿、出血、刺激、疼痛，注射部位不适较为常见；②偶见转氨酶升高；③罕见血小板减少症、轻微的出血表现、皮疹、皮肤紫癜、瘙痒、皮肤和掌和掌部麻疹、红斑（有硬块），紫癜、注射部位皮肤坏死 | 密封，30℃以下保存 |

（续表）

| 常用药物 | 规格 | 适应证 | 禁忌证 | 服药时间 | 不良反应 | 储存条件 |
|---|---|---|---|---|---|---|
| 华法林钠片 | 2.5毫克 | 适用于需长期持续凝血疗法的患者:①能防止血栓的形成及发展,用于治疗血栓栓塞性疾病;②治疗手术后或创伤后的静脉血栓形成,并可作心肌梗死的辅助用药;③对曾有血栓栓塞疾病患者及有血栓栓塞并发症危险者,可予预防性用药 | 肝肾功能损害、严重高血压、凝血功能障碍伴有出血倾向、活动性溃疡、外伤、先兆流产、近期手术者禁用、妊娠期禁用 | 餐前、餐后皆可 | 过量易致各种出血。早期表现有瘀斑、紫癜、牙龈出血、鼻出血、伤口出血经久不愈、月经量过多等 | 密封、遮光保存 |
| 达比加群酯胶囊 | 110毫克(以达比加群酯计)和150毫克(以达比加群酯计) | 预防存在以下一个或多个危险因素的成人非瓣膜病性房颤患者的卒中和全身性栓塞(SEE):①先前曾有卒中、短暂性脑缺血发作或全身性栓塞;②左心室射血分数<40%;③伴有症状的心力衰竭,纽约心功能分级≥2级(NYHA心功能分级≥2级;④年龄≥75岁;⑤年龄≥65岁,且伴有以下任一疾病:糖尿病、冠心病或高血压 | ①已知对活性成分或本品任一辅料过敏者;②重度肾功能不全(CrCL<30毫升/分)患者〔参见〕;③临床上显著的活动性出血;④有大出血风险的疾病或近期消化道溃疡、高出血风险的恶性赘生物;⑤联合应用任何其他抗凝药物,如普通肝素(UFH)、低分子肝素(依诺肝素、达肝素等)、肝素衍生物(磺达肝癸钠等);⑥有预期会影响存活时间的肝功能不全或肝病 | 整粒吞服,餐时服、或餐后服用均可 | 最常报告的不良反应是出血,其他药品不良反应见药品说明书 | 密封,在25℃以下干燥保存 |

（续表）

| 常用药物 | 规格 | 适应证 | 禁忌证 | 服药时间 | 不良反应 | 储存条件 |
|---|---|---|---|---|---|---|
| 利伐沙班片 | 10毫克、15毫克、20毫克 | ①用于择期髋关节或膝关节置换手术成年患者，以预防深静脉血栓形成；②用于治疗成人深静脉血栓形成，降低急性深静脉血栓形成后深静脉血栓形成复发和肺栓塞的风险；③用于具有一种或多种危险因素如充血性心力衰竭、高血压、卒中或短暂性脑缺血发作史）或糖尿病、年龄≥75岁、的非瓣膜病性房颤成年患者，以降低卒中和全身性栓塞的风险，在使用华法林治疗控制良好的条件下，与华法林相比，利伐沙班在降低卒中及全身性栓塞风险方面的相对有效性的数据有限 | ①对利伐沙班或利伐沙班片中任何辅料过敏的患者；②有临床显著活动性出血的患者；③具有大出血显著风险的病灶或病情，如目前或近期患有胃肠道溃疡，存在出血风险较高的恶性肿瘤，近期发生脑部或脊椎损伤，近期接受脑部、脊椎或眼科手术，近期发生颅内出血，已知或疑似的食管静脉曲张，动静脉畸形，血管动脉瘤或重大脊椎内或脑内血管异常；④除了转换抗凝治疗，或给予维持中心静脉或动脉导管通畅所需剂量普通肝素或其他特殊情况之外，禁用于任何其他抗凝剂的伴随治疗，如普通肝素，低分子肝素，达比加群，磺达肝癸钠等），口服抗凝剂（华法林，阿哌沙班，达比加群等）；⑤伴有凝血异常和临床相关出血风险的肝病患者，包括达到 Child Pugh B 和 C 级的肝硬化患者；⑥孕妇及哺乳期妇女 | 口服。利伐沙班10毫克可与食物同服，也可以单独服用 | ①在非瓣膜病性房颤患者中提前停药后卒中风险升高；②出血风险；③脊柱/硬膜外血肿 | 常温（10～30℃）密封保存 |

物有肝素、黄达肝葵钠、华法林等），而次大面积及大面积肺栓塞常先采用溶栓消除肺动脉栓塞，恢复肺组织的再灌注，改善预后，在使用尿激酶、链激酶溶栓期间不可同时使用肝素抗凝治疗。

### 🍇 特殊人群用药指导

1. 儿童用药指导　　肝素钠注射液、华法林钠片儿童应按个体所需给药；低分子量肝素钠、黄达肝葵钠、达比加群酯、利伐沙班用于18岁以下儿童的安全性和有效性尚未确立，不建议使用。

2. 老年人用药指导　　肝素钠注射液60岁以上老年人，尤其是老年妇女对该药较敏感，用药期间容易出血，应减量并加强用药随访；华法林钠片老年人应慎用，且用量应适当减少并个体化；黄达肝葵钠老年人用药应个体化，根据肾功能给药，具体可详见药品说明书；阿加曲班老年患者应注意减量；达比加群酯用于81岁以上患者时治疗剂量为220毫克，即每次110毫克，每天2次；利伐沙班，老年人的剂量需要依据出血风险、肾功能及全身状态决定，多数情况下无须调整剂量。

3. 孕妇及哺乳期妇女用药指导　　妊娠后期和产后应用肝素钠，有增加母体出血风险，须慎用；低分子量肝素钠只有在非常必要的情况下方可使用；黄达肝葵钠孕妇使用的临床数据有限，只有当用药的受益大于风险时，方可使用；妊娠早期3个月及妊娠后期3个月禁用华法林；阿加曲班、利伐沙班、达比加群酯用于孕妇的安全性尚未确定，不宜使用。

4. 肝肾功能异常患者用药指导　　肝肾功能损害的患者禁用华法林钠片；重度肾功能不全患者（CrCl＜30毫升/分）使用达

比加群酯胶囊应参照药品说明书用法用量；轻度肾功能损害的患者，无须调整利伐沙班剂量；中度（肌酐清除率 30～49 毫升/分）或重度肾功能损害（肌酐清除率 15～29 毫升/分）的患者，应该参照说明书推荐剂量使用利伐沙班；重度肾功能损害（肌酐清除率 15 毫升/分）的患者不建议使用利伐沙班；有凝血异常和临床相关出血风险的肝病患者，包括达到 Child Pugh B 级和 C 级的肝硬化患者，禁用利伐沙班。

## 🍃 用药案例解析

### 案·例·1

**病史：** 患者，女，28 岁，妊娠 37 周，因"突发胸痛、气短 1 天，晕厥 1 次"入院。入院后经肺动脉 CT 检查明确诊断为急性大块型肺栓塞，患者出现持续性低血压难以纠正，医生建议即刻溶栓治疗抢救生命，但溶栓后很难保住胎儿，孕妇及家属坚决拒绝溶栓治疗，后来虽给予抗凝治疗及积极的抢救措施，仍未挽回患者的生命，母子均死亡。

**解析：** 妊娠是肺栓塞溶栓治疗的相对禁忌证，妊娠妇女不推荐溶栓治疗，但若出现危及生命的致命性肺栓塞时可给予溶栓治疗。

### 案·例·2

**病史：** 患者，男，28 岁，诊断为肺栓塞，未提及急性肺源性心脏病。给予肝素和华法林治疗，治疗过程中患者出现皮下血肿。

解析：肺栓塞患者在抗凝治疗期间（尤其是口服维生素 K 拮抗剂华法林），容易因服用剂量过大而致凝血时间延长，发生出血等并发症，或因局部碰撞、扭伤而发生皮下血肿，可依血肿发生的部位不同、血肿的大小不同进行相应的处理。如果血肿发生的部位较浅，且范围较小，可不予处理，依据血 INR 水平调整华法林口服剂量，多数可自行吸收；如果血肿范围较大，可在发生的当天先给予冰袋进行局部冷敷，以缓解出血的速度，加速其凝固，24～48 小时后可适当给予热毛巾热敷（切记温度不宜过高，以免血肿扩大），或将马铃薯切薄片局部贴敷，可加速血肿吸收。

案·例·3

病史：患者，女，65 岁，诊断为肺栓塞。先给予低分子量肝素 5 天，再给予华法林重叠治疗 3 天后停用低分子量肝素，并监测 INR 值，控制在 2.0～3.0。出院后患者因上腹部不适，就诊于社区医院，予以克拉霉素片、奥美拉唑肠溶胶囊治疗。治疗 4 天后监测 INR 为 4.7，停用华法林。

解析：华法林是由 S-华法林和 R-华法林组成的消旋体，S-华法林由 CYP2C9 代谢，R-华法林由 CYP3A4、CYP2C19、CYP1A2 代谢。克拉霉素是 CYP3A4 的强抑制剂，奥美拉唑由 CYP2C19 代谢。该两种药物会抑制华法林的代谢，使 INR 升高。

**温 馨 提 示**

（1）患者应在医师或药师指导下调整药物治疗方案，不得随意减量或停药。

（2）患者自行使用治疗肺栓塞的药物，发生严重药物不良反应时应及时就医。

────── 用 药 常 见 问 题 解 析 ──────

**Q1**　常用的溶栓药物有哪些，不良反应主要有什么？

**答：**常用的溶栓药物有尿激酶、链激酶和重组组织型纤溶酶原激活剂，目前临床常用的为尿激酶和链激酶。溶栓药物的主要不良反应是出血倾向，以注射部位和穿刺部位的淤血、瘀斑为首，严重者可造成血肿，其次为内脏出血，表现为咯血、颅内出血、眼底出血等，较少出现心律失常、皮疹和发热。

**Q2**　肺栓塞在服用华法林时在饮食需要注意什么？

**答：**华法林是维生素 K 的拮抗剂。虽然富含维生素 K 或干扰维生素 K 合成的食物可影响华法林的疗效，但这并不代表患者需要彻底避免食用含有维生素 K 的食物，而是要在维持饮食相对平衡的前提下，注意适当减少富含维生素 K 的食物。富含维生素 K 的食物主要有猪肝、蛋黄、酸奶酪、稞麦、胡萝卜、西红柿、红花油、大豆油、鱼肝油、西蓝花、青椒、大蒜、花菜、绿叶蔬菜、苹果、桃、梨、橘子等。

**Q3** 服用华法林时，服药方面有哪些注意事项？

**答：** 由于华法林与药物间的相互作用，使用时需注意以下几点：①不能与华法林合用的药物，肾上腺素、阿米卡星、维生素 B$_{12}$、间羟胺、缩宫素、异丙嗪、万古霉素等。②与华法林合用需谨慎的药物，华法林与水合氯醛合用，药效和毒性均增强，应减量慎用。③与华法林合用，华法林需适当加量的药物，苯妥英钠、巴比妥类、口服避孕药、雌激素、考来烯胺、利福平、维生素 K 类、氯噻酮、螺内酯、皮质激素等。④与华法林合用，华法林需适当减量的药物，阿司匹林、水杨酸钠、胰高血糖素、奎尼丁、吲哚美辛、保泰松、奎宁、依他尼酸、甲苯磺丁脲、别嘌呤醇、红霉素、氯霉素、头孢菌素类、西咪替丁、氯贝丁酯、对乙酰氨基酚等。

**Q4** 患者在使用抗凝药物期间若发生出血的不良反应该怎么办？

**答：** 建议患者如发现出血并发症应及时去医院找专科医生就诊。出血的发生率是随着抗凝药物的剂量增加而增加的，但更重要的是患者自身的身体情况。最常见的是有创操作部位或原有局部病变，如消化性溃疡的出血。抗凝药物剂量的调整依照出血情况决定，患者应遵循医生的建议，不可自行调整药物剂量。

**Q5** 患者可以自己在家使用低分子量肝素吗？

**答：** 对于无法服用华法林的患者，可以在家使用低分子量肝素，但需注意：严格进行规范操作，注射前一定要对注射部位的皮肤进行消毒；注意低分子量肝素的不良反应，如出现不适情况需及时就医，若出现严重不良反应立即停药，定期复查血常规、凝血功能、肝功能等。

## Q6　患者在家如何使用低分子量肝素？

**答：** 对没有出血风险的患者，可根据体重使用低分子量肝素，通常为 100 单位/千克，12 小时 1 次。注射部位是腹壁的前外侧，左右交替。针头应垂直刺入捏起皮肤所形成的褶皱，注射完毕后，松开手指。对于有出血危险的患者，同时行血液透析时，用量是上述推荐剂量的一半。

## Q7　肝素应用后，如何调整华法林剂量？

**答：** 在肝素应用 1～3 天后加用华法林，初始剂量为 3～5 毫克。由于华法林需要数天才能发挥全部作用，需与肝素至少重叠 4～5 天，在此期间需每天或隔天监测凝血功能，根据 INR 调整华法林的口服剂量，调药过程禁忌大增大减，增减剂量尽量控制在 1 毫克以内，监测凝血功能，待 INR 连续 2 天达到 2.0～3.0 时可停用肝素。此后长期服用华法林期间，仍需监测 INR，并根据 INR 调整华法林用量，使 INR 维持在 2.0～3.0。

樊宗兵　严安定

# 疾病十　慢性肺源性心脏病

───────── 疾 病 概 述 ─────────

## 概述

　　肺源性心脏病（cor pulmonale）简称肺心病，主要是由支气管-肺组织、胸廓或肺血管病变致肺血管阻力增加，产生肺动脉高压，继而右心室结构和（或）功能改变的疾病。国家心血管病中心近日发布的《中国心血管病报告 2017》推算，我国心血管病患病人数已达 2.9 亿，其中肺源性心脏病患者就有 500 万，再加上近年来肺源性心脏病的发病率逐年升高,引起了人们的广泛关注。

## 分类

　　根据起病缓急和病程长短，肺源性心脏病可分为急性肺源性心脏病和慢性肺源性心脏病（chronic pulmonary heart disease, CPHD）。急性肺源性心脏病常见于急性大面积肺栓塞，其起病急，短时间内出现右心功能不全，较少见。而慢性肺源性心脏病是一种常见的呼吸系统疾病，是由肺血管、肺组织及胸廓的慢性病变而导致的肺组织结构和（或）功能出现异常，使得肺血管阻力增大，肺动脉高压，右心室扩张和（或）肥厚，伴随或不伴随右心室功能衰竭的一种心脏疾病。慢性肺源性心脏病是引起中、老年人死亡的一种重要疾病，并发症多，危害大，发病率较高，可导致多个脏器的功能衰竭。因此，本文将重点阐述慢性肺源性心脏病。

## 发病原因

慢性肺源性心脏病的基础疾病有支气管与肺疾病、胸廓运动障碍性疾病、肺血管疾病等，也有一些如原发性肺泡通气不足及先天性口咽畸形、睡眠呼吸暂停低通气综合征等少见的疾病。慢性肺源性心脏病主要是 COPD 长期发展的结果，其主要的病理变化是肺动脉高压（pulmonary hypertension，PH）和心功能改变，其中肺动脉高压是中心环节，而心功能改变是其最终结果。

1. 肺动脉高压的形成

（1）缺氧、高碳酸血症和呼吸性酸中毒：它们使肺血管收缩、痉挛，其中缺氧是肺动脉高压形成最重要的因素。

（2）肺血管的器质性改变：长期反复发作的慢性气道炎症可累及邻近的肺小动脉，重构的肺动脉周围炎症细胞浸润明显，这些炎症细胞能使肺血管阻力加大，产生肺动脉高压。

（3）肺血管重构：肺血管重构是肺动脉高压的一个重要病理生理机制，这种不可逆的结构性变化，使得肺动脉压力升高持续存在。

（4）血栓形成，导致肺血管压力增大，促进肺动脉高压形成。

（5）肺毛细血管床的减少，引起肺循环阻力增大。

（6）血液黏稠度增加和血容量增多，血管压力增大，导致肺动脉压力增高。

2. **心功能改变**　肺循环阻力增加，肺动脉压力随之增高，右心发挥其代偿能力，但随着病情的发展，肺动脉压持续升高超过右室负荷，引起右心失代偿，右心排血量下降，右室收缩末期残留血量增加，舒张末压增高，进一步加重右室肥大和右室功能衰竭。慢性肺源性心脏病除发现右心室改变外，也有少数可见左心室肥厚。

### 🍎 临床表现

慢性肺源性心脏病是一种常见的呼吸系统疾病，多见于 40 岁以上人群，随年龄增加其发病率也升高，相对急性肺源性心脏病而言，其发病、发展过程缓慢，但可以反复急性加重。临床上除原有支气管、肺和胸廓疾病的症状和体征外，主要表现为逐步出现肺、心功能障碍及其他脏器功能损害的征象。主要表现为咳嗽、呼吸困难、乏力、头痛、心悸、食欲缺乏及腹胀、恶心等。

### 🍎 治疗选择

1. **一般治疗**　采用中西医结合的综合治疗措施，延缓基础支气管、肺疾病的进展，增强患者的免疫功能，预防感染，加强康复锻炼和营养，以改善患者的生活质量。

2. **内科药物治疗**　控制感染可适当选用抗生素类药物；控制心力衰竭可适当选用利尿药、正性肌力药或扩血管药物。

### 🍎 预后

慢性肺源性心脏病常反复急性加重，随肺功能的损害病情逐渐加重，多数预后不良，病死率为 10%～15%，但经积极治疗可以延长寿命，提高患者生活质量。

## 药 物 治 疗

### ❤ 治疗目标

积极控制感染，通畅呼吸道，改善呼吸功能，纠正缺氧和二氧化碳潴留，控制呼吸衰竭和心力衰竭，防止并发症，改善患者生活质量。

### ❤ 常用治疗药物

慢性肺源性心脏病常用治疗药物见表 10。

表 10　慢性肺源性心脏病常用治疗药物

| 常用药物 | 适应证 | 禁忌证 | 服用时间 | 不良反应 | 储存方式 |
|---|---|---|---|---|---|
| 呋塞米 | ①充血性心力衰竭；②高血压；③高钾血症及高钙血症 | ①肾衰竭无尿患者禁用；②低钾、低钠血症患者禁用 | 清晨 | ①直立性低血压；②休克；③低钾血症；④恶心、呕吐 | 遮光、干燥处 |
| 氢氯噻嗪 | ①水肿性疾病；②高血压；③中枢性或肾性尿崩症 | ①对本类药或含有磺胺基团药过敏者；②痛风患者；③低钾患者 | 清晨 | ①水、电解质紊乱；②高糖血症；③高尿酸血症；④过敏反应 | 遮光、密封保存 |
| 地高辛 | 心力衰竭 | ①室性心动过速、室颤；②梗阻性肥厚型心肌病 | 餐前 | ①消化道反应；②心律失常；③恶心、呕吐 | 遮光、密闭保存 |
| 硝苯地平 | ①高血压；②冠心病；③心绞痛 | ①心源性休克；②妊娠 20 周以内和哺乳期妇女 | 上午 | ①急性超敏反应；②头痛、眩晕；③胃肠道反应 | 防潮、密封保存 |

慢性肺源性心脏病除了以上所用药物外,还需要左氧氟沙星、硫酸沙丁胺醇和阿莫西林克拉维酸钾,分别参见本书中急性上呼吸道感染、慢性咳嗽、肺炎常用治疗药物。

## 联合用药注意事项

(1)青霉素类与氨基糖苷类抗菌药物可相互灭活,当两类药联合使用时,应在不同部位给药,两类药不能混入同一注射器内;氟喹诺酮类药物与华法林、$H_2$受体阻断剂和非甾体抗炎药间存在着程度不同的相互作用,联合用药时应当谨慎。

(2)选用利尿剂时,原则上一般使用作用比较温和的利尿剂,联合保钾利尿药,小剂量,短疗程使用,如使用氢氯噻嗪时可联合使用螺内酯。

(3)由于强心苷类药物具有治疗指数窄的特点,易发生中毒,因此即使轻微的血浆浓度改变,也会产生很严重的后果。故与强心苷类药物联合使用时,应注意监测血药浓度。

(4)沙丁胺醇与茶碱类药合用,可降低茶碱的血浆浓度,增强支气管对平滑肌的作用,心悸等不良反应也加重;危重型哮喘或急性哮喘发作时,可能出现低血钾,糖皮质激素、利尿剂可加重低血钾风险,故合并用药患者用药前后及用药期间需要监测血钾浓度;少数患者同时接受雾化沙丁胺醇及异丙托溴铵治疗时,可能发生闭角型青光眼,故合用时患者不要让药液或雾化液进入眼中。

## 特殊人群用药指导

1. 老年人用药指导　　老年慢性肺源性心脏病患者根据不

同发病原因可选择阿莫西林克拉维酸钾、氢氯噻嗪、吸入用硫酸沙丁胺醇使用，具体的药物使用遵循医嘱，但由于老年人肝肾功能多有不同程度的减退，用药期间需加强监测血常规、肝肾功能等指标。

2. 中、青年人用药指导　　中、青年慢性肺源性心脏病患者根据不同发病原因可选择阿莫西林克拉维酸钾、左氧氟沙星、呋塞米、氢氯噻嗪、吸入用硫酸沙丁胺醇使用，具体的药物使用遵循医嘱，但在用药期间（如使用呋塞米等高效利尿剂时，需监测电解质变化）需加强监测血常规、肝肾功能等指标。

3. 儿童用药指导　　儿童慢性肺源性心脏病患者根据不同发病原因可选择阿莫西林克拉维酸钾、氢氯噻嗪、吸入用硫酸沙丁胺醇使用，具体的药物使用遵循医嘱，其中，儿童使用地高辛时因对其耐受性不定，应遵循医嘱谨慎使用。儿童使用呋塞米时，应延长使用间隔。18 岁以下儿童禁用喹诺酮类药物。

4. 孕妇及哺乳期妇女用药指导　　孕妇及哺乳期妇女慎用沙丁胺醇，禁用喹诺酮类药物。哺乳期妇女应慎用地高辛。孕妇及哺乳期妇女应慎用呋塞米、氢氯噻嗪等利尿药。

5. 肝肾功能不全患者用药指导　　肝肾功能不全患者根据不同发病原因可选择阿莫西林克拉维酸钾、氢氯噻嗪、吸入用硫酸沙丁胺醇，均需谨慎使用，具体药物使用应遵循医嘱，严重肝肾功能不全患者应避免使用利尿药，同时也需时刻监测肝肾功能指标。

## ❧ 用药案例解析

### 案·例·1

**病史：**患者，女，60岁，20年来反复出现咳嗽，咳白色泡沫样痰，时而咳黄痰，并出现气短，尤以过劳、受凉后症状明显。近1周出现少尿伴双下肢水肿，口服双氢克尿噻及氨苯蝶啶治疗效果不佳而入院。

**解析：**该患者患有慢性肺源性心脏病，应积极控制感染，保持呼吸道通畅，改善呼吸功能，纠正缺氧和二氧化碳潴留，控制呼吸衰竭和心力衰竭。肺源性心脏病患者心力衰竭的治疗与其他心脏病患者心力衰竭的治疗有不同之处，因为肺源性心脏病患者一般在积极控制感染、改善呼吸功能后，心力衰竭便能得到改善，患者尿量增多，水肿消退，肿大的肝脏缩小，压痛消失，不需加用利尿剂，但对治疗后无效重症患者可适当选用利尿剂。

### 案·例·2

**病史：**患者，男，72岁，因反复胸闷、气促10年，近1周气促、胸闷症状加重，夜间不能平卧，伴夜间阵发性呼吸困难，乏力，双下肢水肿。诊断为"慢性阻塞性肺病，肺源性心脏病"。入院后给予阿司匹林肠溶片、辛伐他汀片、贝那普利片等药物治疗。症状缓解后加用美托洛尔片改善心力衰竭预后。加用3天后，患者再度出现胸闷、气促。

解析：患者出现胸闷、气急症状，而心、肺查体无明显异常，考虑由相关疾病引起的可能性不大，可能与药物有关，考虑可能与美托洛尔不良反应有关。美托洛尔片是心脏选择性的 $\beta_1$ 受体阻滞剂，说明书禁忌证提示：支气管痉挛性哮喘患者禁用，且该药物可能引起气急的不良反应。再加上该患者为老年男性，耐受性较差的 COPD 患者，存在气流受限的特征，我国《不稳定心绞痛/非 ST 段抬高型心肌梗死 UA/NSTEMI 诊断与治疗指南》指出，COPD 患者应当非常小心地使用 $\beta_1$ 受体阻滞剂。由此推断，该患者出现胸闷、气急，从时间和相关症状体征分析，不能排除由美托洛尔片引起。之后美托洛尔减量治疗后，患者胸闷、气促症状好转，经规范治疗后，患者无胸闷、气促、水肿，夜间能平卧，血压控制平稳出院。

## 温 馨 提 示

（1）患者应在医师或药师指导下调整药物治疗方案，不得随意更换药品、减量或停药。

（2）地高辛可通过胎盘屏障，妊娠后期母体用量可能增加，分娩后 6 周须减量；地高辛可由乳汁分泌，哺乳期妇女应用须权衡利弊。

（3）硝苯地平能影响驾车和操作机械的能力，使用时应注意。

## 用 药 常 见 问 题 解 析

**Q1** 使用阿莫西林克拉维酸钾等抗生素时应注意什么？

**答：** 阿莫西林克拉维酸钾适用于下呼吸道感染、急性支气管炎、慢性支气管炎急性发作、肺炎、肺脓肿和支气管合并感染等。虽然抗感染疗效比较显著，但是也有很多方面需要注意。在服用阿莫西林克拉维酸钾分散片前需要进行皮肤试验，对青霉素过敏的患者不能服用此药，否则事倍功半。另外，有些患者对头孢类药物过敏，不能服用该药，需要注意。阿莫西林克拉维酸钾与某些药物不能同时服用，如与氨苄西林，这两种药物之间会产生交叉耐药性，对疾病治疗无效。与青霉素类药物也不能同时服用。

患者应当在医生的指导下服用药物，以免产生不利影响。服药一段时间后患者需要进行身体其他方面的检查，如肝肾功能，以保证自己的健康。

**Q2** 使用硝苯地平时应注意哪些？

**答：** 硝苯地平是钙拮抗剂中的一种，是变异型心绞痛的首选药物，临床适用于预防和治疗冠心病心绞痛，特别是变异型心绞痛和冠状动脉痉挛所致心绞痛。适用于各种类型的高血压，对顽固性、重度高血压也有较好疗效。

其注意事项：①防止低血压发生。②心绞痛和（或）心肌梗死极少数患者，特别是严重冠状动脉狭窄患者，在服用硝苯地平或加量期间，降压后出现反射性交感兴奋而心率加快，心绞痛或心肌梗死的发生率增加。③β受体阻滞剂"反跳"症状，突然停用β受体阻滞剂而启用硝苯地平，偶可加重心绞痛。须逐步递减前者用量。④肝肾功能不全、正在服用β受体阻滞剂者应慎用，宜从小剂量开始，以防诱发或加重低血压，增加心绞痛、心力衰竭，甚至心肌梗死的发生率。⑤长期给药不宜骤停，以避免发生停药综合征而出现反跳现象。

## Q3　使用氢氯噻嗪利尿药时应注意哪些用药安全性？

**答：** 首先，该药一般白天用药，为了避免夜尿过多；其次，该类利尿药具有磺胺类相似结构，可能与其他磺胺类药物（如抗菌药物磺胺嘧啶、磺胺甲噁唑等）发生交叉过敏反应；再者，该类药物一般可引发光敏反应，所以在日常使用过程中应注意避免日光照射，必要时可使用防晒霜（一般防晒指数大于15）；最后，在服药期间，为了防止直立性低血压的发生，从卧床到起身时动作要轻缓。

在服用本品时，水、电解质紊乱所致的副作用较为常见。低钾血症较易发生与噻嗪类利尿药排钾作用有关，长期缺钾可损伤肾小管，严重失钾可引起肾小管上皮的空泡变化，以及引起严重快速性心律失常等异位心率。低氯性碱中毒或低氯、低钾性碱中毒，噻嗪类特别是氢氯噻嗪常明显增加氯化物的排泄。此外低钠血症亦不罕见，导致中枢神经系统症状及加重肾损害。脱水造成血容量和肾血流量减少亦可引起肾小球滤过率降低。上述水、电解质紊乱的临床常见表现有口干、烦渴、肌肉痉挛、恶心、呕吐和极度疲乏无力等。故在使用过程中应监测电解质平衡。

**Q4** 使用沙丁胺醇时应注意哪些?

**答:** 沙丁胺醇用于缓解支气管哮喘或喘息型支气管炎伴有支气管痉挛的病症,一般选取气雾或粉雾吸入剂用于控制发作,其疗效受使用方法的影响很大,患者必须学会使用,如粉雾剂使用前,取粉雾吸入用胶囊,放进专用吸入器的刺孔槽内,用手指按压侧边的按钮,吸入器内的 4 根细针分别在胶囊的两端刺孔,接着将吸入器放入口腔深部,用力吸气,胶囊随着气流快速旋转,随即胶囊中的药粉喷出囊壳,并随气流进入呼吸道。在吸入给药中,干粉吸入的方法比较容易掌握。

其注意事项:①少数人可见恶心、头痛、头晕、心悸、手指震颤等副作用。剂量过大时,可见心动过速和血压波动。一般减量即恢复,严重时应停药。②对其他肾上腺素受体激动剂过敏者可能对本品呈交叉过敏反应。③长期用药亦可形成耐受性,不仅疗效降低,且可能使哮喘加重。④对抛射氟利昂过敏患者禁用本品雾化剂。⑤β 受体阻断剂如普萘洛尔能拮抗本品的支气管扩张作用,故不宜合用。⑥心血管功能不全、冠状动脉供血不足、高血压、糖尿病和甲状腺功能亢进患者慎用。

**Q5** 常用的雾化吸入药物包括哪些种类?

**答:** 雾化吸入常用的药物,一般随着疾病的不同和治疗目的的不同而改变。常用的种类如下:

1)化痰药:可选用黏痰溶解剂,如盐酸氨溴索、盐酸溴己新、乙酰半胱氨酸(痰易净)、α-糜蛋白酶等。

2）平喘药：可选用沙丁胺醇及异丙托溴铵等配制液，使用时应视个体适应性而定。

3）肾上腺皮质激素：治疗非特异性炎症、对抗过敏和减轻组织增生方面可选用肾上腺皮质激素，如布地奈德混悬液、甲强龙注射液。

## Q6 怎样护理慢性肺源性心脏病患者？

**答：** 当患者心肺功能代偿良好时，可让患者适当参加体能锻炼，但不宜过度活动，还应注意休息。当患者出现呼吸困难、发绀、水肿等症状加重，心肺功能失代偿时，应绝对卧床休息或半坐卧位，抬高床头减轻呼吸困难，给低流量持续氧气吸入，生活上满足患者需求，做好生活护理，加强巡视病情。在饮食方面应限制钠盐摄入，鼓励患者进高蛋白、高热量、多维生素饮食，不能进食者可进行静脉补液，速度不宜过快，以减轻心脏负担。

使用阿莫西林克拉维酸钾等抗生素控制呼吸道感染是治疗肺源性心脏病的重要措施。平时的生活中应保持呼吸道畅通，可给氧气吸入，痰多时可予化痰药进行雾化吸入，无力排痰者及时吸痰，协助患者翻身；按医嘱用药，注意给药方法和用药时间。

孙　凯　严安定

# 参 考 文 献

蔡柏蔷, 李龙芸. 协和呼吸病学. 2 版. 北京: 中国协和医科大学出版社, 2017: 815-820.

葛均波, 徐永健. 内科学. 8 版. 北京: 人民卫生出版社, 2016: 13, 14.

罗红, 吴尚洁. 呼吸系统常见疾病最新诊治指南解读. 长沙: 中南大学出版社, 2017: 277.

王辰, 高占成. 内科学-呼吸与危重症医学分册. 北京: 人民卫生出版社, 2016: 152.

朱惠莉, 任涛, 贝政平, 等. 呼吸系统疾病诊疗标准. 上海: 上海科学普及出版社, 2014: 10.

曹利娟, 石卫峰, 王金丽, 等. 临床药师参与支气管扩张伴感染患者的用药分析与用药监护. 实用药物与临床, 2018, (02): 198-201.

陈学昂, 李素云, 王明航, 等. 慢性阻塞性肺疾病急性加重期预后影响因素的研究进展. 中华中医药学刊, 2017, 35(04): 799-802.

崔文艺, 刘慧英, 李国臣. 慢性咳嗽治疗的药物选择. 当代医学, 2013, 19(20): 8, 9.

高卫仁. 肺结核的发病现状及预防控制策略分析. 中国医药指南, 2016, 14(13): 56, 57.

荆伟, 招丽华. 肺源性心脏病治疗药物的研究进展. 中国现代药物应用, 2017, 11(3): 195, 196.

马璇, 郑则广, 刘俏佳. 咳嗽变异型哮喘咳嗽特征 23 例监测分析. 中国实用内科杂志, 2014, 34(1): 72-74.

王宗熙. 低分子肝素联合尿激酶、华法林治疗肺栓塞的疗效观察. 海峡药学, 2017, 29(07): 192, 193.

中华医学会呼吸病学分会. 中国成人社区获得性肺炎诊断和治疗指南(2016 年版). 中华结核和呼吸杂志, 2016, 39(4): 253-279.

Sakamoto S, Muramatsu Y, Satoh K, et al. Effectiveness of combined therapy with pirfenidone and inhaled N-acetylcysteine for advanced idiopathic pulmonary fibrosis: a case-control study. Respirology, 2015, 20(3): 445-452.

Saxena S, Banerjee G, Garg R, et al. Bacterial colonization in patients with lower respiratory tract specimens: demographic profile and microbiological pattern.Int J Med Sci Public Health, 2015, 4(11): 1498-1503.